# 漢字・言葉ドリル366日

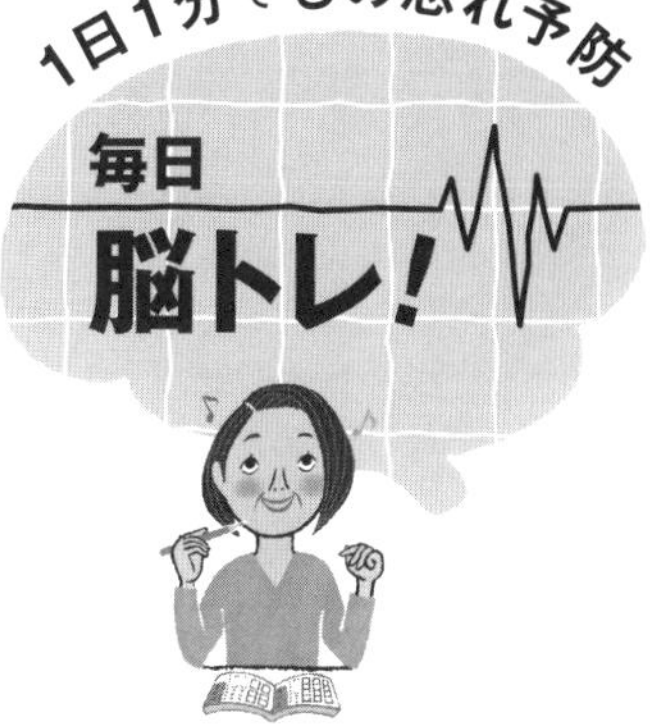


公立諏訪東京理科大学教授
篠原 菊紀 監修

西東社

漢字・言葉ドリルで

# 健康脳を保ちましょう！

公立諏訪東京理科大学工学部教授（応用健康科学、脳科学）
地域連携研究開発機構　医療介護・健康工学部門長
篠原　菊紀

## ❖一番身近な「漢字」「言葉」で脳をトレーニング！

人生100年時代。何歳になっても学び、脳を若々しく保ちたい——。このように考えている方は、多いのではないのでしょうか？　こうした皆さまの願いに少しでも応えられればと、本書「1日1分でもの忘れ予防　毎日脳トレ！　漢字・言葉ドリル366日」を制作しました。

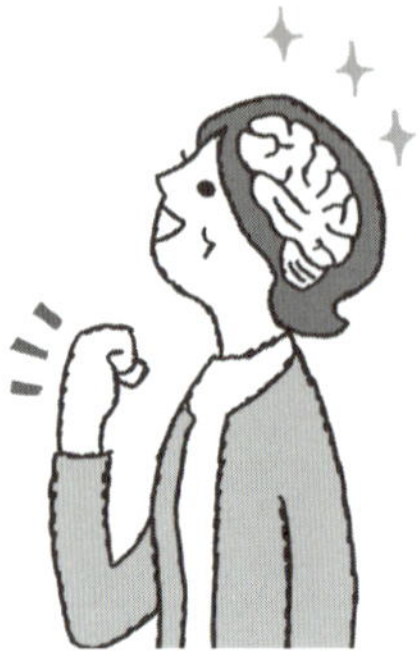

本書では、漢字・言葉という、日本人にとって一番身近ともいえるテーマをもとにした脳トレ問題を、366日分掲載しています。かんたんなドリルを1年間続けることで、漢字・言葉を思い出し、楽しく学びながら、脳の若さを保つことを目指しています。

## ❖「センスオブノーイング」が脳の活性化のカギ！

漢字を書こうとしたり、言葉を思い出そうとしたりするときに、「どんな書き方だったっけ?」「知っている言葉のはずなのにな……」などと感じることはありませんか？　このように「知っている感じがする」ことを「センスオブノーイング」といいます。

漢字・言葉というものは、日本で暮らしていれば多くの方が親しんでいるものですよね。過去に勉強、受験、日々の読書……など、さまざまな場所で触れたことがあるものですので、漢字や言葉は、センスオブノーイングを強く感じるテーマとなるのです。そして、センスオブノーイングを強く感じるということは、それだけ「脳ががんばっている」ということになるのです。

## ❖ドリルを解くときの脳のはたらき

本書の漢字・言葉ドリルを解くときに、脳がどのようなはたらきをするのかを見ていきましょう（下図）。

過去に学んだ漢字・言葉の知識というものは、モノを認知するデータベースである側頭葉に蓄えられます。漢字・言葉を思い出して書く際には、この側頭葉から漢字や言葉の情報を引っ張り出してくることになります。

また、思い出すだけでなく、改めて「書く」ためには、漢字の形だけでなく、書き順などの手順の記憶を思い出す必要がありますよね。私たちは、センスオブノーイングを頼りに、脳からこういった記憶を引き出そうとします。

ほかにも、文字を読むことや想像力にかかわる角回、言葉を聴くことにかかわるウェルニッケ野、話す中枢であるブローカ野などがドリルによって刺激されます。

このため、漢字・言葉を扱う本書のドリルは、脳をさまざまな領域から刺激することのできる、優秀な脳トレとなりえるのです。

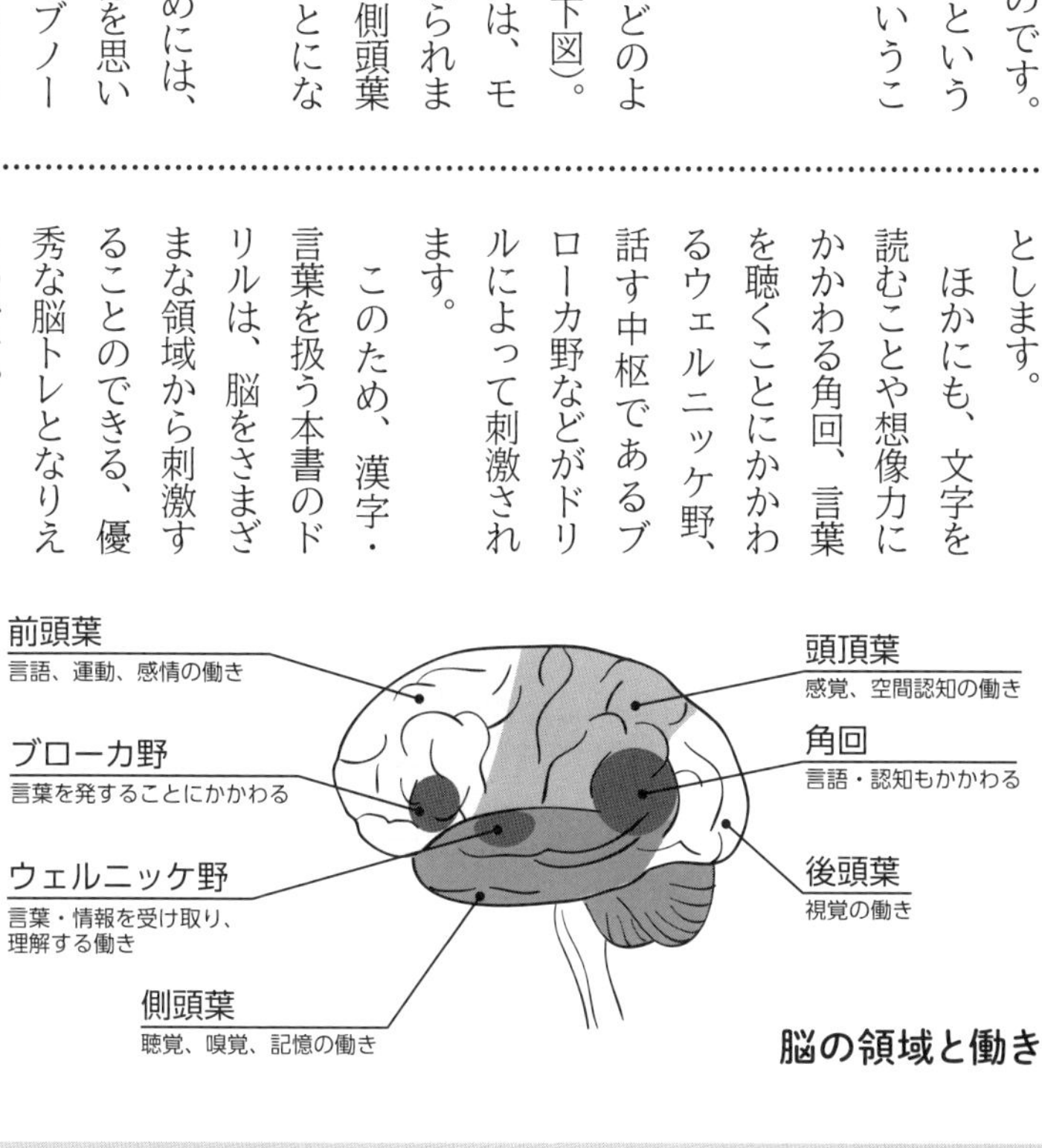


脳の領域と働き

## ❖年とともに蓄積される「結晶性知能」を高める

さてここで、人の知能についてお話しします。人の知能は大きく分けて「流動性知能」と「結晶性知能」の2つがあります。

「流動性知能」とは、おもに計算力や暗記力などにかかわる頭のよさのことで、新しい情報をどのように処理して、応用していくか、といった分野で生かされる知能のことです。この能力は18〜25歳くらいがピークで、その後は徐々に落ちて、40代以降になるとガクンと低下するといわれています。

一方の「結晶性知能」は、知識や知恵など、経験とともに蓄積される知能のことをいいます。こちらは年齢とともにどんどん伸びていき、ピークを迎えた後の衰えも、流動性知能に比べて非常にゆるやかな曲線をたどります。

また、マサチューセッツ工科大学の研究により、「語彙力」のピークは67歳でむかえることもわかりました。言葉は日常生活に欠かせないものなので、当然のこと

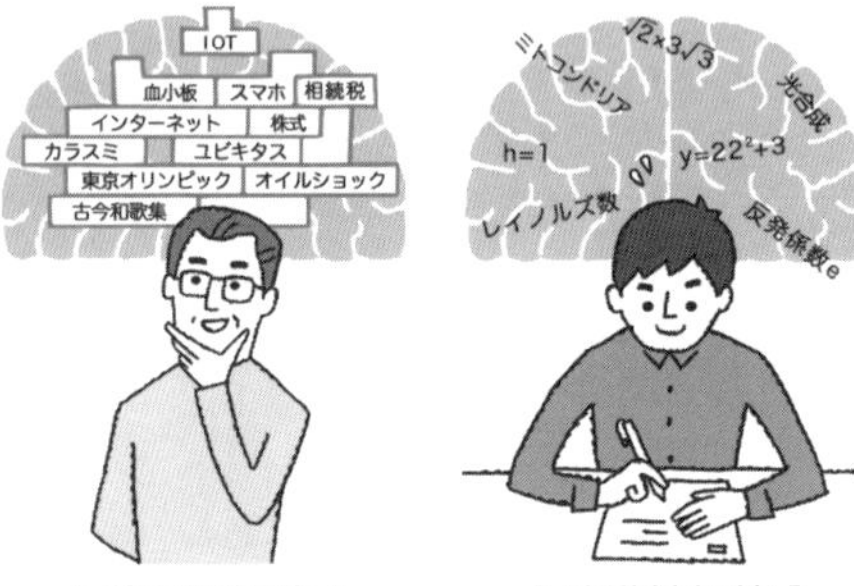


［ 結晶性知能 ］　［ 流動性知能 ］

### 流動性知能と結晶性知能

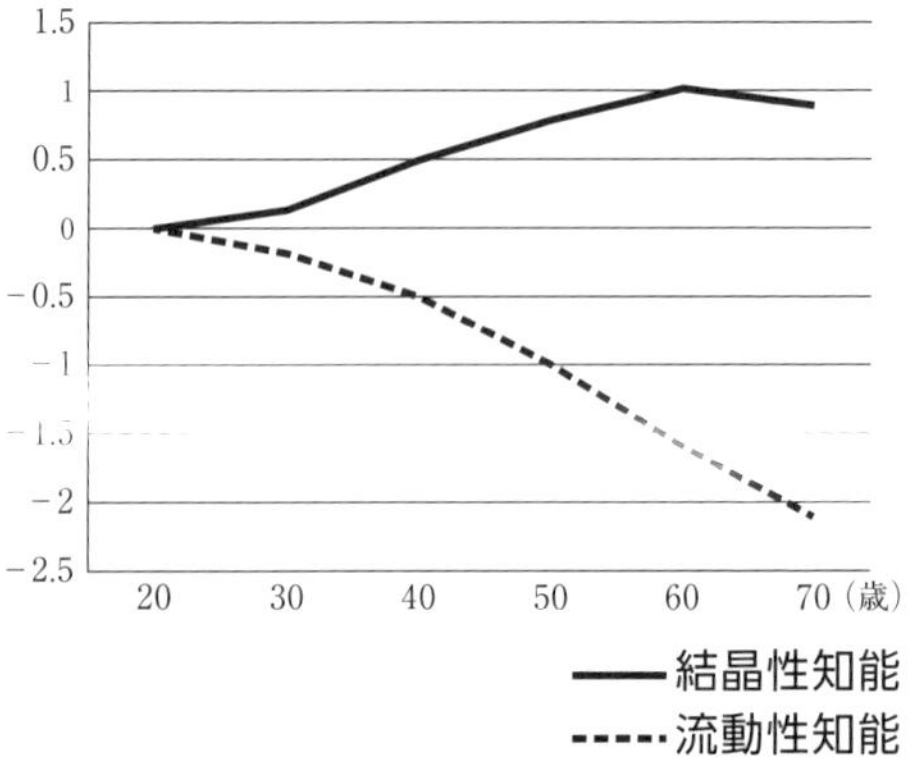


補足：結晶性知能を調べるテストでは時間内の記憶の引き出しを要求されるため、そのピークが60歳になっていますが、脳自体が抱えている知恵や知識は歳とともに伸びていくと考えられます。

ながら、年を重ねるごとに、必然的に語彙力も高くなっていくのです。

このように、結晶性知能は「年を重ねるごとに増える」知能といえるのですが、年を重ねるごとに「あれが思い出せない…」となってしまうのは、どうしてでしょうか？　それは、脳の「ワーキングメモリ」という機能が衰えてしまうためなのです。

## ❖ワーキングメモリをはたらかせる！

ワーキングメモリというのはどういった機能なのでしょうか？　これは、「記憶や情報を一時的に脳にメモしながら、何らかの知的作業を行う」能力のことをいいます。年齢とともに衰えやすいこのワーキングメモリをより効果的に鍛えられることが、本書の特長のひとつです。

本書では、漢字の読み書きだけでなく、「言葉」を扱った問題も掲載しています。言葉を組み合わせる、当てはめるといったパズルやクイズなどを解いていくのですが、この問題を解くときに脳がおこなう「言葉のマッチング」も、ワーキングメモリの強化に役立つのです。

私は、いわゆる「だじゃれ」を聞かされた人の脳が、どのようにはたらくかという実験をおこなったことがあります。結果、だじゃれを聞いた人たちは、笑っているときに脳が活性化していることがわかりました。

これは、単に笑いが脳に良い、という話ではありません。

例えば、「焼肉は焼きにくい」というだじゃれを聞いたとしますね。このとき、脳は「焼肉」という単語をまず一時的に脳にメモして、「焼きにくい」というもう一つの言葉とマッチングさせて、そこに「やきに

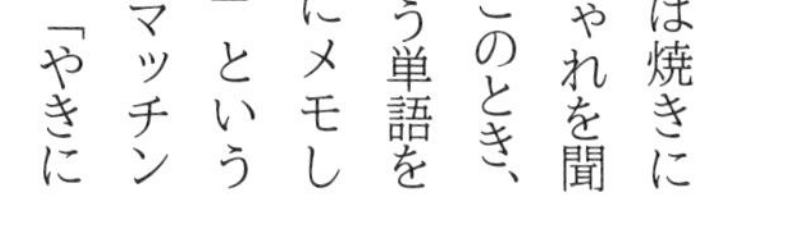

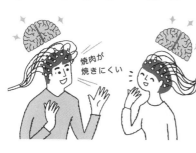

く」という共通点があることを導き出しているのです。

そう、これこそ「一時的に脳に情報をメモして、知的作業を行う」というワーキングメモリの機能を使っていることになるのです。

　このように、言葉を組み合わせる、マッチングさせることは、ワーキングメモリをとても効率よく鍛えてくれるのです。

　また、こういった言葉、語彙を保つということは、それ自体がコミュニケーションにも役立ちます。コミュニケーション、つまり誰かと会話をするためには、言葉、語彙が必要になります。だじゃれを言う必要は必ずしもありませんが、誰かと言葉を使った知的な話をするということも、脳の健康を保つことに良い効果を与えてくれるのです。

　本書では、ただ漢字を思い出すだけでなく、こうした「言葉の力を保持する」ということも、ひとつの目的としています。

## ❖毎日の習慣が脳を元気にします

　人間は、本質的に三日坊主です。脳の奥にある「やる気」を司る線条体は、同じことを続けていると、だんだん活性化しなくなってくるのです。「毎日がんばって続けよう！」と思っていても、脳の働きによってだんだんやる気がそがれてしまいます。

　線条体を活性化させるためには「変化」が大事です。本書では、基本的な読み取り・書き取りの「基礎トレ」のほか、古文、近現代文の小説や詩を読む「音読トレ」や「パズル」、語彙力が身に付く「言葉トレ」など、脳が飽きてしまわないよう、豊富な問題を用意しています。

　また、脳の若さを保つためには、ただ脳トレだけをするだけでは足りません。脳は体の中枢機関なので、日常的な食事や睡眠、運動なども大いに影響してきます。バランスのよい食事、十分な睡眠、適度な運動を心がけて、体も脳も元気にしていきましょう！

# 本書の使い方

答えがわからないときは、答えを見る前に、辞書で調べることをおすすめします。パソコンやスマホの辞書機能を使うのもいいでしょう。調べることで、「読み」「書き」のほかに、言葉の意味や用法までわかります。

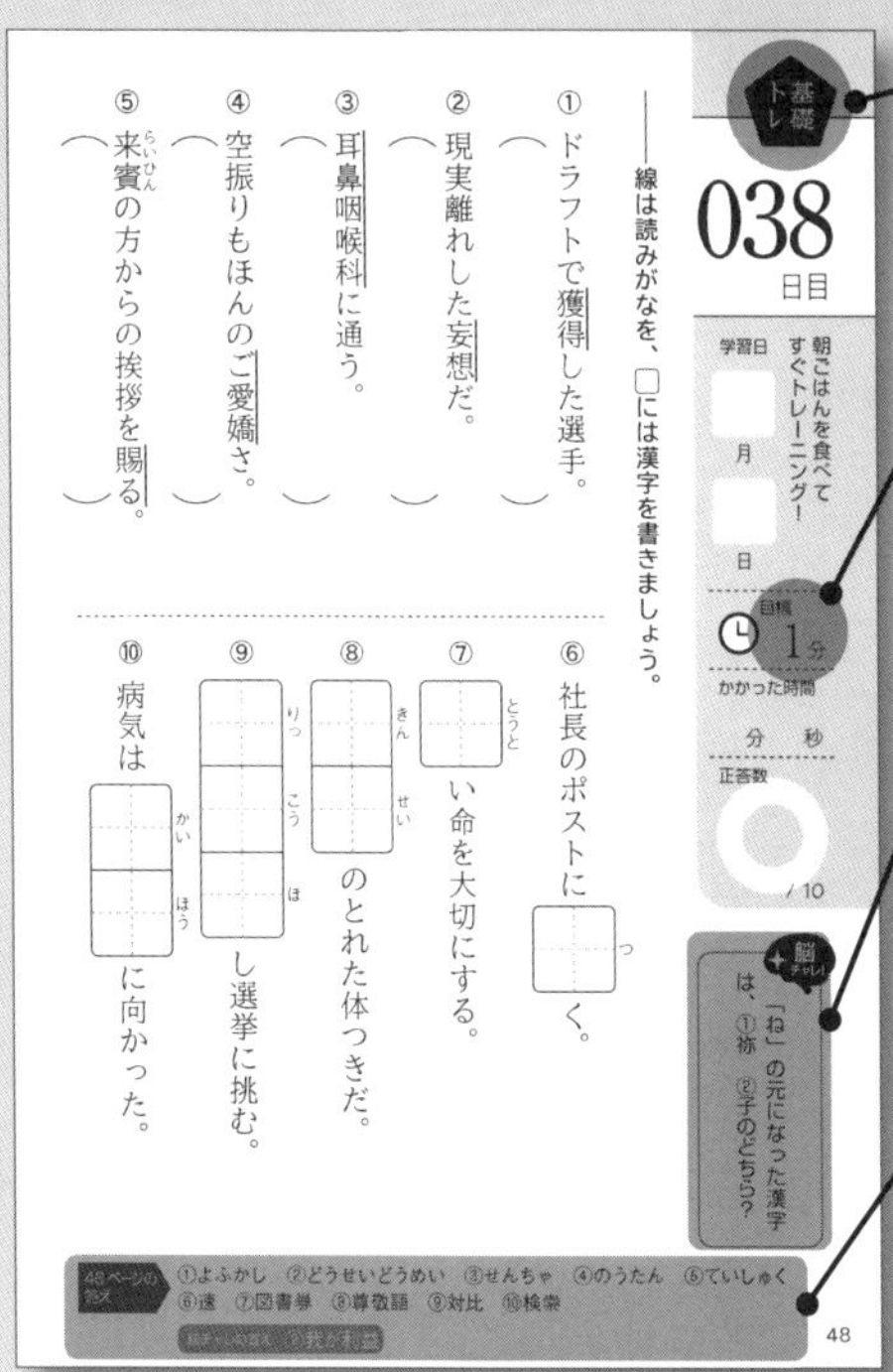


**問題は４種類**

本書には４種類の問題があります。くわしくは、下段参照。

**目標**

目標時間の目安です。

**脳チャレ！**

言葉に関する雑学のクイズです。２つの候補から1つの答えを選んでください。

**前ページの答え**

答えは翌日（次のページ）の下段にあります。３６５・３６６日目の答えは1・2日目（12・13ページ）にあります。

## 問題の種類の紹介

**基礎トレ**　熟語、言葉の漢字を「読み」「書き」する脳トレです。

**言葉トレ**　難読漢字、同義語、反対語、同じ文字使いで読みが違う熟語など、言葉と漢字を同時に考える脳トレです。

**音読トレ**　美しい日本語を音読して、さらに漢字を「読み」「書き」する脳トレです。しっかり声を出して、ていねいに読みましょう。

**パズル**　二字熟語連結、漢字詰め込みクロスワード、漢字ネットワークなど、人気の高いパズルを活用した脳トレです。

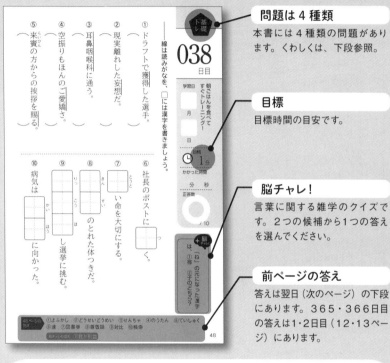

| 解けた | | 0 1 2 3(分) |
|---|---|---|
| | 091日目 | |
| | 092日目 | |
| | 093日目 | |
| | 094日目 | |
| | 095日目 | |
| | 096日目 | |
| | 097日目 | |
| | 098日目 | |
| | 099日目 | |
| | 100日目 | |
| | 101日目 | |
| | 102日目 | |
| | 103日目 | |
| | 104日目 | |
| | 105日目 | |
| | 106日目 | |
| | 107日目 | |
| | 108日目 | |
| | 109日目 | |
| | 110日目 | |
| | 111日目 | |
| | 112日目 | |
| | 113日目 | |
| | 114日目 | |
| | 115日目 | |
| | 116日目 | |
| | 117日目 | |
| | 118日目 | |
| | 119日目 | |
| | 120日目 | |
| | 121日目 | |
| | 122日目 | |
| | 123日目 | |
| | 124日目 | |
| | 125日目 | |
| | 126日目 | |
| | 127日目 | |
| | 128日目 | |
| | 129日目 | |
| | 130日目 | |
| | 131日目 | |
| | 132日目 | |
| | 133日目 | |
| | 134日目 | |
| | 135日目 | |
| | 136日目 | |
| | | 0 1 2 3(分) |

| 解けた | | 0 1 2 3(分) |
|---|---|---|
| | 137日目 | |
| | 138日目 | |
| | 139日目 | |
| | 140日目 | |
| | 141日目 | |
| | 142日目 | |
| | 143日目 | |
| | 144日目 | |
| | 145日目 | |
| | 146日目 | |
| | 147日目 | |
| | 148日目 | |
| | 149日目 | |
| | 150日目 | |
| | 151日目 | |
| | 152日目 | |
| | 153日目 | |
| | 154日目 | |
| | 155日目 | |
| | 156日目 | |
| | 157日目 | |
| | 158日目 | |
| | 159日目 | |
| | 160日目 | |
| | 161日目 | |
| | 162日目 | |
| | 163日目 | |
| | 164日目 | |
| | 165日目 | |
| | 166日目 | |
| | 167日目 | |
| | 168日目 | |
| | 169日目 | |
| | 170日目 | |
| | 171日目 | |
| | 172日目 | |
| | 173日目 | |
| | 174日目 | |
| | 175日目 | |
| | 176日目 | |
| | 177日目 | |
| | 178日目 | |
| | 179日目 | |
| | 180日目 | |
| | 181日目 | |
| | 182日目 | |
| | | 0 1 2 3(分) |

# 達成表

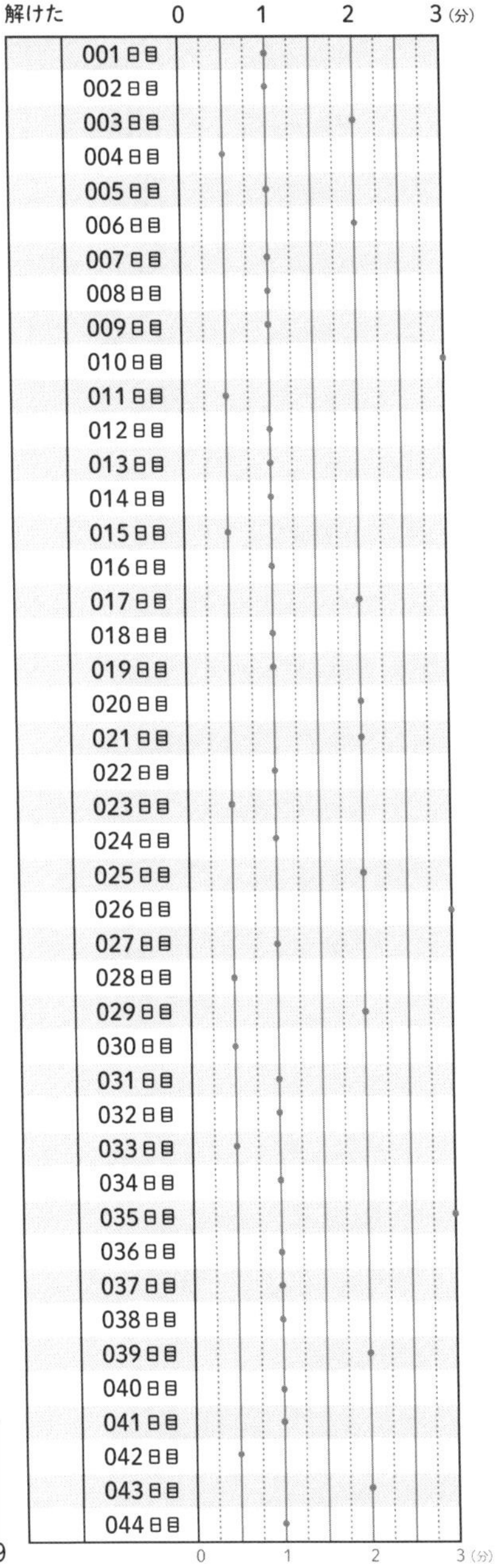
解けた
0
1
2
3 (分)
001日目
002日目
003日目
004日目
005日目
006日目
007日目
008日目
009日目
010日目
011日目
012日目
013日目
014日目
015日目
016日目
017日目
018日目
019日目
020日目
021日目
022日目
023日目
024日目
025日目
026日目
027日目
028日目
029日目
030日目
031日目
032日目
033日目
034日目
035日目
036日目
037日目
038日目
039日目
040日目
041日目
042日目
043日目
044日目
0
1
2
3 (分)

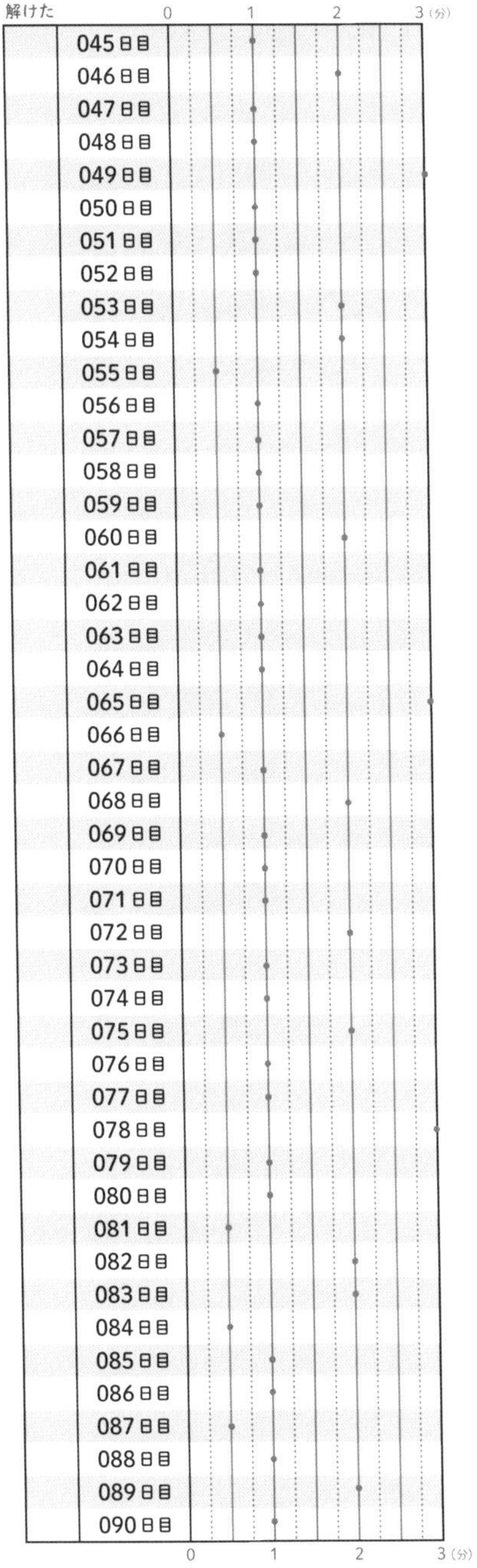
解けた
0
1
2
3 (分)
045日目
046日目
047日目
048日目
049日目
050日目
051日目
052日目
053日目
054日目
055日目
056日目
057日目
058日目
059日目
060日目
061日目
062日目
063日目
064日目
065日目
066日目
067日目
068日目
069日目
070日目
071日目
072日目
073日目
074日目
075日目
076日目
077日目
078日目
079日目
080日目
081日目
082日目
083日目
084日目
085日目
086日目
087日目
088日目
089日目
090日目
0
1
2
3 (分)

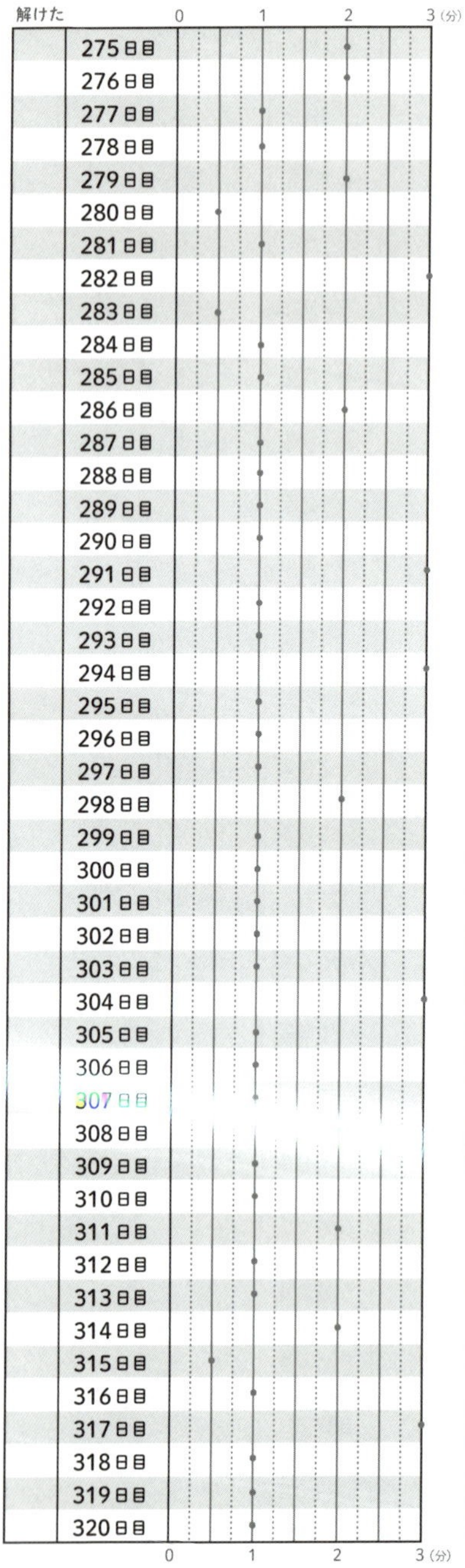
解けた
0
1
2
3 (分)
275日目
276日目
277日目
278日目
279日目
280日目
281日目
282日目
283日目
284日目
285日目
286日目
287日目
288日目
289日目
290日目
291日目
292日目
293日目
294日目
295日目
296日目
297日目
298日目
299日目
300日目
301日目
302日目
303日目
304日目
305日目
306日目
307日目
308日目
309日目
310日目
311日目
312日目
313日目
314日目
315日目
316日目
317日目
318日目
319日目
320日目
0
1
2
3 (分)
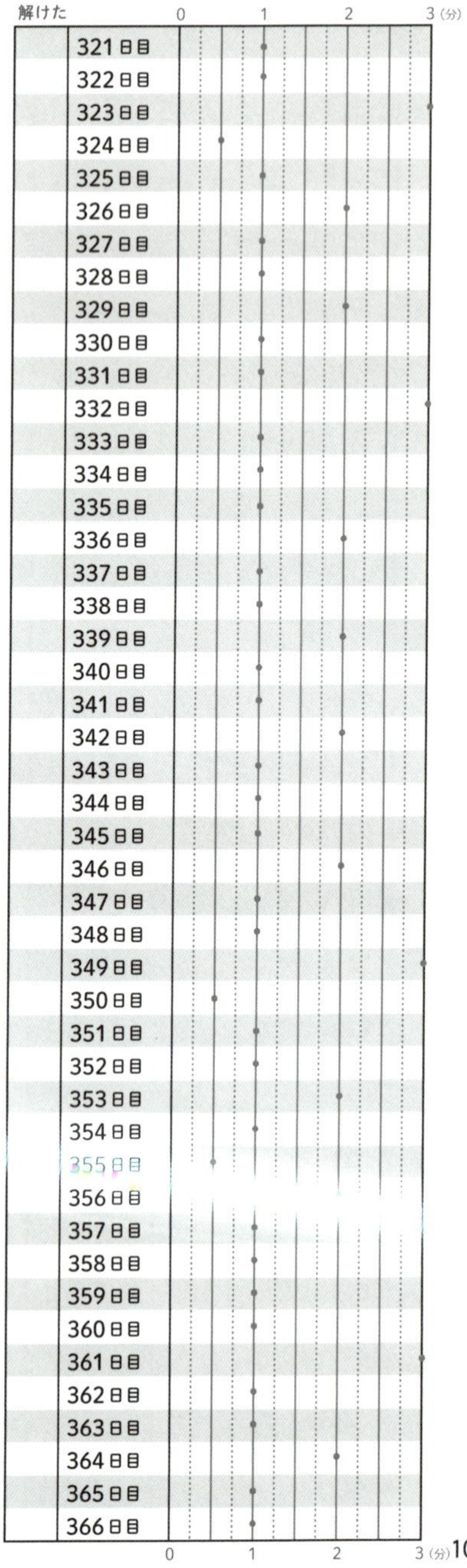
解けた
0
1
2
3 (分)
321日目
322日目
323日目
324日目
325日目
326日目
327日目
328日目
329日目
330日目
331日目
332日目
333日目
334日目
335日目
336日目
337日目
338日目
339日目
340日目
341日目
342日目
343日目
344日目
345日目
346日目
347日目
348日目
349日目
350日目
351日目
352日目
353日目
354日目
355日目
356日目
357日目
358日目
359日目
360日目
361日目
362日目
363日目
364日目
365日目
366日目
0
1
2
3 (分)

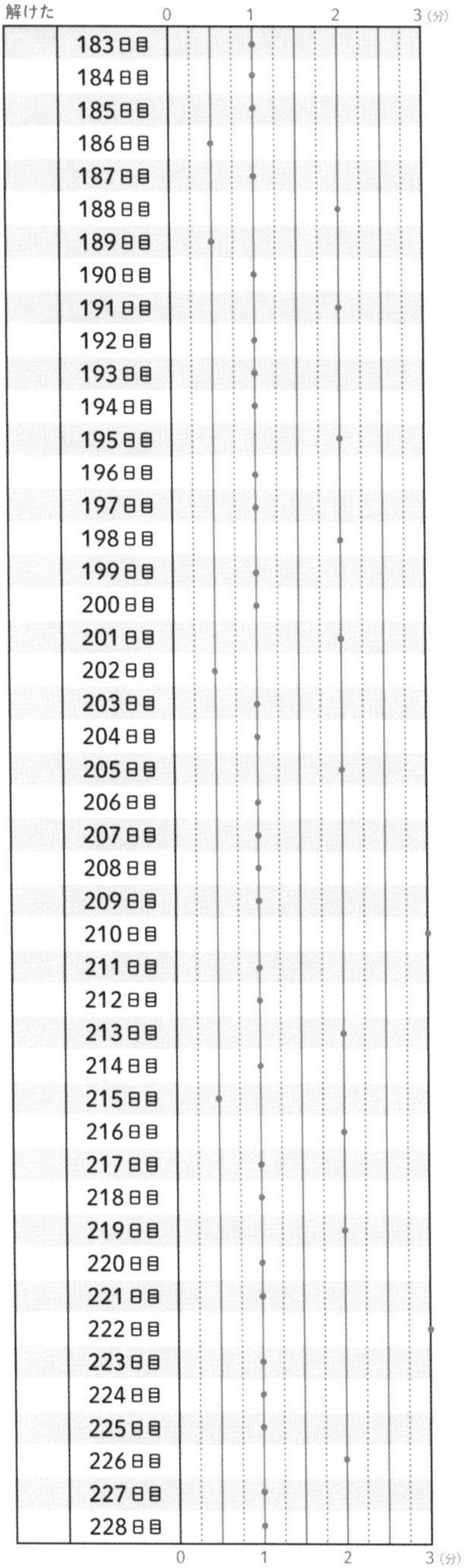
解けた
0
1
2
3（分）
183日目
184日目
185日目
186日目
187日目
188日目
189日目
190日目
191日目
192日目
193日目
194日目
195日目
196日目
197日目
198日目
199日目
200日目
201日目
202日目
203日目
204日目
205日目
206日目
207日目
208日目
209日目
210日目
211日目
212日目
213日目
214日目
215日目
216日目
217日目
218日目
219日目
220日目
221日目
222日目
223日目
224日目
225日目
226日目
227日目
228日目
0
1
2
3（分）

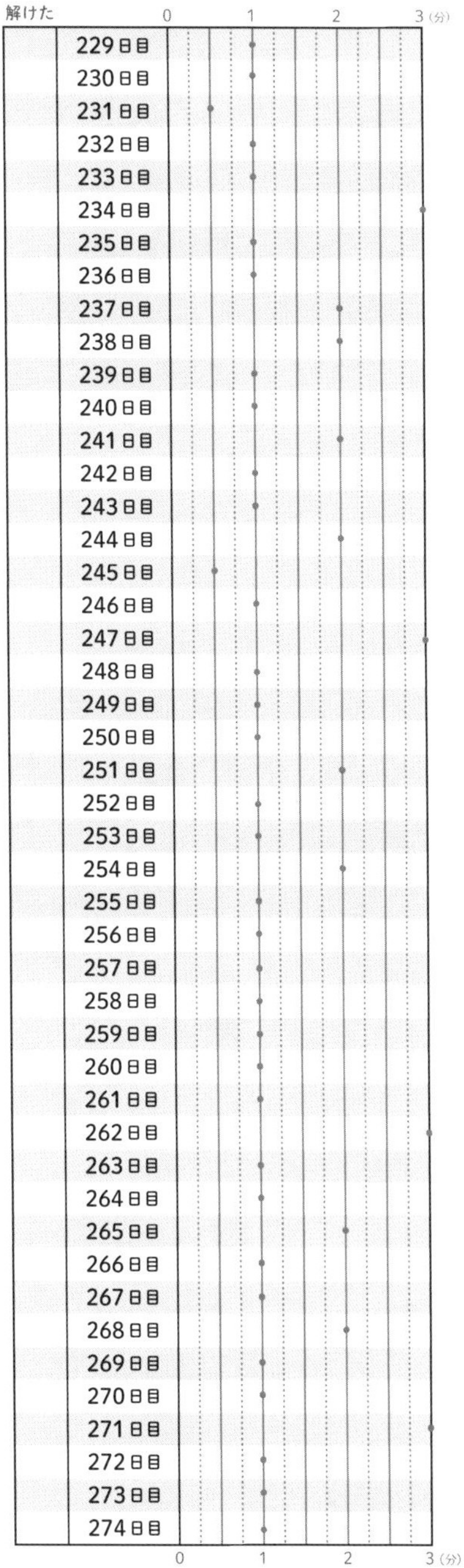
解けた
0
1
2
3（分）
229日目
230日目
231日目
232日目
233日目
234日目
235日目
236日目
237日目
238日目
239日目
240日目
241日目
242日目
243日目
244日目
245日目
246日目
247日目
248日目
249日目
250日目
251日目
252日目
253日目
254日目
255日目
256日目
257日目
258日目
259日目
260日目
261日目
262日目
263日目
264日目
265日目
266日目
267日目
268日目
269日目
270日目
271日目
272日目
273日目
274日目
0
1
2
3（分）

基礎トレ

# 001日目

今日からスタート！
毎日コツコツと

学習日　□月　□日

目標　1分

かかった時間　分　秒

正答数　／10

――線は読みがなを、□には漢字を書きましょう。

① 勇気を奮って告白をした。（　　）

② 開会を宣言する。（　　）

③ 生い茂った木立が見える。（　　）

④ 災害から復旧する。（　　）

⑤ ここからが正念場だ。（　　）

⑥ □《かみ》の長い女性と出会った。

⑦ 雨で濡れた服を□《かわ》かす。

⑧ □《せん》□《にん》は霞を食べるというね。

⑨ □《き》□《ふく》の激しい地面を歩く。

⑩ プロに教えを□《こ》う。

脳チャレ！

「あ」の元になった漢字は、①庵 ②安のどちら？

366ページの答え　①せんすいかん　②しんしゅく　③めんきょ　④えんかい　⑤ふきつ　⑥束縛　⑦超過　⑧架空　⑨二人三脚　⑩空虚

脳チャレの答え　①更年期

基礎トレ

# 002日目

学習日　月　日

日進月歩

目標 1分

かかった時間　分　秒

正答数　/10

――線は読みがなを、□には漢字を書きましょう。

① 地場産業で町が発展した。（　　）

② 注意を促す。（　　）

③ ゴロの打球で併殺になった。（　　）

④ 携帯電話が普及した。（　　）

⑤ この坂は傾斜がきつい。（　　）

⑥ 今年は米が□□《ほうさく》だ。

⑦ □□《けんとう》違いの所を探していた。

⑧ 悪人が法の□《さば》きを受ける。

⑨ □□□《せんもんか》が解説した。

⑩ □□《ゆうびん》局で切手を買う。

脳チャレ!

①風の便り　②風の噂、正しいのはどちら?

367ページの答え　①かんゆう　②ろうかく　③ひよく　④かんてい　⑤ふさ　⑥堅実　⑦娯楽　⑧重大　⑨品行方正　⑩眺望



脳チャレの答え　①かずのこ

音読トレ

# 003日目

リラックスして解きましょう

学習日　月　日

目標 2分

かかった時間　分　秒

正答数　/7

**次の文章を声に出して読みましょう。**
**――線は読みがなを、カタカナは漢字を書きましょう。**

　より江たちのお母さんは村でたった一人の産婆①さんでした。より江はつまらなそうに、店先へ出て、店に並べてある笊《ざる》やナベ②や、馬穴《ばけつ》なぞを、ひいふうみいよおと数えてみました。戸外③では、いつか雨が降り出していて、湿った軒《けん》燈《とう》にキリ④のような水しぶきがしていました。兄さんは土間⑤へ降りて硝子戸を閉め、カナキンのカアテンを引きました。より江はさっきから土間のスミ⑥にある桶⑦のところを見ていました。
「健ちゃん！　蛙《かえる》がいるよ。」

林芙美子「蛙」

① （　　）
② （　　）なべ
③ （　　）
④ （　　）きり
⑤ （　　）
⑥ （　　）すみ
⑦ （　　）

12ページの答え　①ふるって　②せんげん　③こだち　④ふっきゅう　⑤しょうねんば　⑥髪　⑦乾　⑧仙人　⑨起伏　⑩乞

脳チャレの答え　②安

基礎トレ

# 004日目

学習日　　月　　日

解けたらごほうびを

目標 30秒

かかった時間　　分　　秒

正答数　　/10

——線は読みがなを、□には漢字を書きましょう。

① 天井から雨漏りしている。（　　）

② 新聞を丹念に読む。（　　）

③ 理科室に大きな地球儀がある。（　　）

④ 濡れ衣を晴らし責任を免れた。（　　）

⑤ 寒気で体が凍える。（　　）

⑥ □□《せいのう》のよい電化製品を選ぶ。

⑦ □□《りんじ》列車に乗った。

⑧ テレビに北海道の景色が□《うつ》る。

⑨ 悩みを抱え□□《しんこく》な表情だ。

⑩ □□《えんちょう》戦を制し勝利した。

脳チャレ!

「石蓴」の読みは、①あおさ ②わかめのどちら？

13ページの答え ①はってん ②うながす ③へいさつ ④ふきゅう ⑤けいしゃ ⑥豊作 ⑦見当 ⑧裁 ⑨専門家 ⑩郵便



脳チャレの答え ①風の便り

基礎トレ

# 005日目

一息ついてから始めましょう

学習日　月　日

目標 1分

かかった時間　分　秒

正答数　/10

——線は読みがなを、□には漢字を書きましょう。

① 甲乙つけがたい出来だ。（　　）

② 台風のせいで野菜が凶作だ。（　　）

③ 血液が凝固した。（　　）

④ 女性の勘は鋭い。（　　）

⑤ 蓄電池を充電しよう。（　　）

⑥ □□□《あとしまつ》は任せてください。

⑦ □□《ぶっし》の輸送にトラックを使う。

⑧ バスが一日に一本で□□《ふべん》だ。

⑨ 車の□□《もけい》を買う。

⑩ □□□《かんこうち》は人で一杯だ。

脳チャレ!

「力」の元になった漢字は、①加 ②火のどちら?

14ページの答え ①さんば ②鍋 ③こがい ④霧 ⑤どま ⑥隅 ⑦おけ

学習日 月 日
漢字は好きですか?
目標 2分
かかった時間 分 秒
正答数 /5

意味がまったく逆になる言葉の関係を「反対語」といいます。「候補」の漢字をマスに当てはめて、それぞれ「反対語」になるようにしてください。

候補

楽 苦 雇 楽
黒 雇 始 喜
字 終

| ① | ② | ③ | ④ | ⑤ |
|---|---|---|---|---|
| 哀 | 赤 | 安 | 解 | 開 |
| □ | □ | □ | □ | □ |
| ⇕ | ⇕ | ⇕ | ⇕ | ⇕ |
| □ | □ | □ | □ | □ |
| 怒 | 字 | 労 | 用 | 了 |

脳チャレ!
ぽち袋の「ぽち」の語源は、①これっぽっち ②犬のぽちのどちら?

15ページの答え ①てんじょう ②たんねん ③ちきゅうぎ ④まぬがれた ⑤こごえる ⑥性能 ⑦臨時 ⑧映 ⑨深刻 ⑩延長



脳チャレの答え ①あおさ

言葉トレ

# 007日目

1週間経ちました！続けていきましょう

学習日　月　日

目標 1分

かかった時間　分　秒

正答数　/4

違う言葉なのに意味がほぼ同じ言葉の関係を「同義語」といいます。
「候補」の漢字をマスに当てはめて、「同義語」になるようにしてください。
「候補」には、使わない漢字一字が混ざっています。

候補

| | | |
|---|---|---|
| 一 | 変 | 腕 |
| 的 | 技 | 遍 |
| 賛 | 解 | 意 |

① 普□ ＝ □般
例外なくすべてのものに当てはまること。

② 同□ ＝ □成
同じ意見、同じ考えであること。

③ 正□ ＝ □確
間違いのないこと。また、そのさま。

④ 手□ ＝ □量
物事をうまく処理していく能力。うでまえ。

脳チャレ！
①元旦の朝　②元旦、正しいのはどちら？

16ページの答え　①こうおつ　②きょうさく　③ぎょうこ　④かん　⑤じゅうでん　⑥後始末　⑦物資　⑧不便　⑨模型　⑩観光地

脳チャレの答え　①加（加の左側部分）

基礎トレ

# 008日目

今日もいいことがありますように

学習日　月　日

目標　1分

かかった時間　分　秒

正答数　/10

――線は読みがなを、□には漢字を書きましょう。

① 舞踏会に侯爵と夫人が現れた。（　　）

② 彼の別荘は軽井沢にある。（　　）

③ 不動産購入の契約を交わした。（　　）

④ 予算を削減する。（　　）

⑤ 電車は十分の遅れで着いた。（　　）

⑥ □□《き》□□《みょう》な風習がある土地だ。

⑦ □□《げん》□□《こう》を書くのが遅い。

⑧ □□《おう》□□《きゅう》手当で傷口をふさぐ。

⑨ 不正のない□□《めい》□□《ろう》な会計だね。

⑩ 学校を卒業し□□《しゅう》□□《しょく》した。

**脳チャレ!**

正しいのはどちら？　①異口同音　②異句同音、

17ページの答え　①哀楽⇔喜怒　②赤字⇔黒字　③安楽⇔苦労　④解雇⇔雇用　⑤開始⇔終了

脳チャレの答え　①これっぽっち

# 基礎トレ 009日目

腸は第二の脳といわれています

学習日　月　日

目標 1分

かかった時間　分　秒

正答数　/10

―線は読みがなを、□には漢字を書きましょう。

① ブランド品の偽物にご用心。（　　）

② 天に向かって唾を吐く。（　　）

③ 軽蔑される行動は慎むべきだ。（　　）

④ 入賞して表彰状をもらった。（　　）

⑤ 廊下を走ってはいけない。（　　）

⑥ 飛行中の□□《きない》で食事が出た。

⑦ 時間を□□□《ゆうい》に使おう。

⑧ 彼は□□《ちてき》で頭の回転が速い。

⑨ □□《てぎわ》のよい仕事ぶりだ。

⑩ □□《あらうみ》なのに船で沖に出た。

**脳チャレ!**
「し」の元になった漢字は、①之 ②士のどちら?

18ページの答え　①普遍≒一般　②同意≒賛成　③正解≒的確　④手腕≒技量

脳チャレの答え　②元旦

パズル

# 010 日目

「候補」の漢字をマスに当てはめて、熟語が重なりつながるクロスワードを作ってください。

漢字のルーツを調べるのも面白いですよ

学習日 月 日

目標 3分

かかった時間 分 秒

**候補**

気 剣 検 工 実
実 出 所 染 胆
手 場 人 不 物
用 力 老

| | | | | | | | |
|---|---|---|---|---|---|---|---|
| 難 | 攻 | | 落 | ■ | 異 | | 館 |
| ■ | 撃 | ■ | | 石 | ■ | 相 | ■ |
| | | 派 | ■ | | | 見 | 学 |
| 施 | ■ | | 馬 | ■ | 数 | ■ | |
| ■ | 名 | | ■ | 海 | ■ | | 品 |
| 好 | | ■ | 不 | | 不 | 死 | ■ |
| 敵 | ■ | 真 | | ■ | 景 | ■ | 伝 |
| | 裏 | | ■ | 大 | | 汚 | |

アドバイス

パズルは右脳を、漢字は左脳を鍛えることができます。脳をフルに働かせましょう。

19ページの答え ①こうしゃく ②べっそう ③けいやく ④さくげん ⑤おくれ ⑥奇妙 ⑦原稿 ⑧応急 ⑨明朗 ⑩就職



脳チャレの答え ①異口同音

全問正解を目指しましょう！

学習日 □月 □日

目標 30秒

かかった時間 分 秒

正答数 /10

——線は読みがなを、□には漢字を書きましょう。

① 封書を厳重に<u>密封</u>した。（　　）

② 火山が<u>噴火</u>した。（　　）

③ <u>吹奏楽団</u>が行進曲を奏でる。（　　）

④ その作家は賞を<u>辞退</u>しました。（　　）

⑤ 欠席する<u>旨</u>をお伝えした。（　　）

⑥ □《ごっ》□《かん》の冬の大地に出向く。

⑦ □《ほう》□《もん》販売はお断りです。

⑧ □《い》□《と》した半分もできなかった。

⑨ 買うかどうか□《けん》□《とう》します。

⑩ 庭の雑草を鎌で□《か》る。

脳チャレ！

「サ」の元になった漢字は、①散 ②左のどちら？

20ページの答え ①にせもの ②つば ③けいべつ ④ひょうしょうじょう ⑤ろうか ⑥機内 ⑦有意義 ⑧知的 ⑨手際 ⑩荒海

脳チャレの答え ①之

言葉トレ

# 012日目

コーヒーでも飲みながら解きましょう

学習日　　月　　日

目標 1分

かかった時間　　分　　秒

正答数　　/4

違う言葉なのに意味がほぼ同じ言葉の関係を「同義語」といいます。「候補」の漢字をマスに当てはめて、「同義語」になるようにしてください。「候補」には、使わない漢字一字が混ざっています。

**候補**

淡　切　居
記　顔　薄
厚　移　記

① 冷□□ ＝ □□情
思いやりがないこと。同情や親切心がないこと。

② 転□□ ＝ □□転
住居をかえること。引っ越し。転宅。

③ 親□□ ＝ □□意
思いやりのある心。心の底からすること。

④ 筆□□ ＝ □□述
文章にして書きしるすこと。

**脳チャレ!**
「加加阿」の読みは、①ナッツ ②カカオのどちら?

21ページの答え

| | | | | | | | |
|---|---|---|---|---|---|---|---|
| 難 | 攻 | 不 | 落 | ■ | 異 | 人 | 館 |
| ■ | 撃 | ■ | 胆 | 石 | ■ | 相 | ■ |
| 実 | 力 | 派 | ■ | 工 | 場 | 見 | 学 |
| 施 | ■ | 出 | 馬 | ■ | 数 | ■ | 用 |
| ■ | 名 | 所 | ■ | 海 | ■ | 検 | 品 |
| 好 | 物 | ■ | 不 | 老 | 不 | 死 | ■ |
| 敵 | ■ | 真 | 実 | ■ | 景 | ■ | 伝 |
| 手 | 裏 | 剣 | ■ | 大 | 気 | 汚 | 染 |

基礎トレ

# 013日目

読めない漢字はありませんでしたか？

学習日　　月　　日

目標 1分

かかった時間　　分　　秒

正答数　　/10

——線は読みがなを、□には漢字を書きましょう。

① 納品が遅いので催促する。（　　）

② 後継者不足を嘆く。（　　）

③ 野山をきれいな紅葉が彩る。（　　）

④ 出かける際にしっかり施錠した。（　　）

⑤ 陰で悪口を言うべきではない。（　　）

⑥ 成功すると□□《かくしん》した。

⑦ □□《たびじ》の疲れを温泉で癒やす。

⑧ □□《きよう》になんでもこなす。

⑨ □□《こきょう》に錦を飾る。

⑩ 問題点を□□《れっき》する。

脳チャレ！

「一日の長」の読みは、①いちじつのちょう ②いちにちのちょうのどちら？

22ページの答え　①みっぷう　②ふんか　③すいそうがくだん　④じたい　⑤むね　⑥極寒　⑦訪問　⑧意図　⑨検討　⑩刈

脳チャレの答え　①散（散の左上部分）

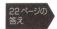

言葉トレ

# 014日目

学習日　月　日

友達にすすめてみてください

目標 1分

かかった時間　分　秒

正答数　/5

マス目には同じ読み「せんじょう」になる二字熟語が入ります。言葉の意味をヒントに「候補」の漢字をマス目に当てはめて、5つの二字熟語を書き分けてください。

候補

洗　扇　浄　戦
上　船　状　上
　　　　場　線

① 洗い清めること。

② 扇を開いた形。扇形。

③ 船の上。「ーレストラン」。

④ 線の上。その状態になるかどうか、ぎりぎりのところ。

⑤ 戦闘が行われる場所。戦地。

脳チャレ!

①紛失 ②粉失、正しいのはどちら?

23ページの答え　①冷淡≒薄情　②転居≒移転　③親切≒厚意　④筆記≒記述



脳チャレの答え　②カカオ

基礎トレ

# 015 日目

学習日　月　日

トメやハライにも注意してみましょう

目標 30秒

かかった時間　分　秒

正答数　/10

――線は読みがなを、□には漢字を書きましょう。

① 鮭が川の上流へと遡る。（　　）

② 透明で中身が見える。（　　）

③ 血液が体内を巡る。（　　）

④ 疑惑は闇へ葬られた。（　　）

⑤ ギターの弦を調節する。（　　）

⑥ 勝利の□《ろう》□《ほう》が届く。

⑦ □《おう》□《だん》歩道を渡る。

⑧ 桜の花びらが□《ま》う。

⑨ □《かど》□《で》を祝う宴席をもうけた。

⑩ □《たい》□《しょう》□《てき》な性格の兄弟だ。

脳チャレ!

「な」の元になった漢字は、①名 ②奈のどちら？

24ページの答え　①さいそく　②なげく　③いろどる　④せじょう　⑤かげ　⑥確信　⑦旅路　⑧器用　⑨故郷　⑩列挙

脳チャレの答え　①いちじつのちょう

基礎トレ

# 016日目

一文字一文字ていねいに書いてみましょう

学習日　　月　　日

目標　1分

かかった時間　　分　　秒

正答数　　/10

——線は読みがなを、□には漢字を書きましょう。

① ハンドルを握る。（　　　）

② ヨットの帆が風を受けてる。（　　　）

③ 建物が隣接する。（　　　）

④ 怠ける癖がついた。（　　　）

⑤ 相手の罠に陥る。（　　　）

⑥ □□□《しきしゃ》がタクトを振る。

⑦ 便利で□□《ちょうほう》する。

⑧ コーチ陣を□□《さっしん》した。

⑨ □□□《こうらくち》に出かける。

⑩ □□□《かんしょうてき》で悲しい気分だ。

脳チャレ！

①脚光を浴びる　②脚光を集める、正しいのはどちら？

25ページの答え　①洗浄　②扇状　③船上　④線上　⑤戦場



脳チャレの答え　①紛失

音読トレ

# 017日目

ストレッチは記憶力を高めます

学習日 月 日

目標 2分

かかった時間 分 秒

正答数 /7

**次の文章を声に出して読みましょう。——線は読みがなを、カタカナは漢字を書きましょう。**

私は大急ぎで、四つの内で一番よく出来たと思う①肘掛椅子を、バラバラに毀《こわ》してしまいました。そして、改めて、それを、私の妙な②ケイカクを実行するに、③ツゴウのよい様に造り直しました。

それは、極《ご》く④オオガタのアームチェーアですから、掛ける部分は、⑤床にすれすれまで皮で張りつめてありますし、其《その》外《ほか》、凭《もた》れも肘掛けも、⑥ヒジョウに部厚《ぶあつ》に出来ていて、その内部には、人間一人が隠れていても、決して外から分らない程の、⑦キョウツウした、大きな空洞《うつろ》があるのです。

江戸川乱歩「人間椅子」

① （　　）

② けい かく

③ つ ごう

④ おお がた

⑤ （　　）

⑥ ひ じょう

⑦ きょう つう

26ページの答え ①さかのぼる ②とうめい ③めぐる ④ほうむられた ⑤げん ⑥朗報 ⑦横断 ⑧舞 ⑨門出 ⑩対照的

脳チャレの答え ②奈

基礎トレ

# 018日目

学習日　月　日

なんのこれしき!

目標 1分

かかった時間　分　秒

正答数　/10

——線は読みがなを、□には漢字を書きましょう。

① 愚かで軽薄な考えだ。（　　）

② 調節ボタンで機械を制御する。（　　）

③ 床を雑巾で水拭きした。（　　）

④ 既成概念が崩れる。（　　）

⑤ 怖い話で盛り上がる。（　　）

⑥ □□□《さみだれ》が降り続く。

⑦ □□《きりつ》を守りなさい。

⑧ □□《あてさき》を確かめる。

⑨ □□《すいそく》で物を言わないで。

⑩ 説明は□□《かんけつ》にお願いします。

**脳チャレ!**

「蒲鉾」の読みは、①かまぼこ ②ちくわのどちら?

27ページの答え　①にぎる　②ほ　③りんせつ　④なまける　⑤おちいる　⑥指揮者　⑦重宝　⑧刷新　⑨行楽地　⑩感傷的



脳チャレの答え　①脚光を浴びる

基礎トレ

# 019日目

書きながら声に出して

学習日　　月　　日

目標 1分

かかった時間　　分　　秒

正答数　　/10

——線は読みがなを、□には漢字を書きましょう。

① どたん場で危機を回避した。（　　　）

② 送迎バスが来た。（　　　）

③ 風薫る季節がやってきた。（　　　）

④ 農作物の種苗を提供する。（　　　）

⑤ 文句を言われ意欲が萎えた。（　　　）

⑥ □《こう》□《りつ》よく仕事をこなそう。

⑦ □《こう》□《せき》を讃えられた。

⑧ ロウソクからロウが□《た》れる。

⑨ □《じゅ》□《よう》の多い人気商品です。

⑩ 早起きが□《しゅう》□《かん》になってます。

脳チャレ!

「チ」の元になった漢字は、①千　②知のどちら?

28ページの答え　①ひじかけいす　②計画　③都合　④大型　⑤ゆか　⑥非常　⑦共通

言葉トレ

# 020日目

学習日　月　日

20日目！　この調子で頑張りましょう

目標 2分

かかった時間　分　秒

正答数　/5

意味がまったく逆になる言葉の関係を「反対語」といいます。「候補」の漢字をマスに当てはめて、それぞれ「反対語」になるようにしてください。

候補

過減理材
華加意凡
践丈

| | ① | ② | ③ | ④ | ⑤ |
|---|---|---|---|---|---|
| 上 | 逸□ | 故□ | 軽□ | 頑□ | 実□ |
| | ⇕ | ⇕ | ⇕ | ⇕ | ⇕ |
| 下 | □才 | □失 | □重 | □奢 | □論 |

脳チャレ！

①悩殺　②脳殺、正しいのはどちら？

29ページの答え　①けいはく　②せいぎょ　③ぞうきん　④くずれる　⑤こわい　⑥五月雨　⑦規律　⑧宛先　⑨推測　⑩簡潔

脳チャレの答え　①かまぼこ

言葉トレ

# 021日目

深呼吸して、ゆっくりと

学習日　月　日

目標 2分

かかった時間　分　秒

正答数　/8

漢字は「国の名前」です。「候補」から読みがなを選んで書きましょう。

①亜米利加（　　）

②英吉利（　　）

③印度尼西亜（　　）

④濠太剌利（　　）

⑤加奈陀（　　）

⑥沙地亜剌比亜（　　）

⑦西班牙（　　）

⑧独逸（　　）

**候補**

サウジアラビア・オーストラリア・ドイツ・アメリカ・スペイン・インドネシア・イギリス・カナダ

脳チャレ!

「牛蒡」の読みは、①ニラ　②ごぼうのどちら？

30ページの答え ①かいひ　②そうげい　③かおる　④しゅびょう　⑤なえた　⑥効率　⑦功績　⑧垂　⑨需要　⑩習慣

脳チャレの答え　①千

基礎トレ

# 022日目

時間を意識してやってみよう

学習日　月　日

目標 1分

かかった時間　分　秒

正答数　/10

——線は読みがなを、□には漢字を書きましょう。

① 死者を弔う。（　　）

② 幽霊が出ると噂の廃屋だ。（　　）

③ 忌まわしい出来事を忘れたい。（　　）

④ 急逝した作家を悼《いた》む。（　　）

⑤ 藍染めの風呂敷を愛用する。（　　）

⑥ 披露宴に□□（しょう・たい）される。

⑦ 背後で□（あやつ）る黒幕がいる。

⑧ □□（しゅう・しゅう）がつかず混乱状態だ。

⑨ 飲食店は□□□（えい・せい・めん）に気を遣う。

⑩ □（ひ）められた過去が暴露された。

脳チャレ！

①烏龍茶　②烏龍茶、正しいのはどちら？

31ページの答え　①逸材⇔凡才　②故意⇔過失　③軽減⇔加重　④頑丈⇔華奢　⑤実践⇔理論



脳チャレの答え　①悩殺

# 023日目

学習日　　月　　日

全部解けたらすごい！

目標 30秒

かかった時間　　分　　秒

正答数　　／10

――線は読みがなを、□には漢字を書きましょう。

① データを蓄積する。（　　）

② 拳銃から弾丸が発射された。（　　）

③ 独裁者が国民と政治を弄ぶ。（　　）

④ 幻の作品が発見された。（　　）

⑤ 巧みな技で工芸品を作る。（　　）

⑥ 彼は□《な》□《だか》い画家だ。

⑦ □《うち》□《き》な性格を直したい。

⑧ □《せい》□《らい》の性格がすぐ出る。

⑨ □《じゅん》□《れい》の旅で聖地へ向かう。

⑩ ご恩に□《むく》いる。

**脳チャレ！**

「よ」の元になった漢字は、①代　②与のどちら？

32ページの答え　①アメリカ　②イギリス　③インドネシア　④オーストラリア　⑤カナダ　⑥サウジアラビア　⑦スペイン　⑧ドイツ

脳チャレの答え　②ごぼう

## パズル 024日目

学習日　月　日

脳のリフレッシュ

目標 1分

かかった時間　分　秒

矢印の方向に読むと二字熟語ができるように、中央のマスに漢字を当てはめてください。当てはめた漢字で三字熟語を考えて、下にあるマスに書いてみましょう。

| | | | | | | |
|---|---|---|---|---|---|---|
| 愛↘ | | | 宿↓ | | | ↗芸 |
| 格→ | □ | ― | □ | ― | □ | →腕 |
| 友↗ | | | ↓陣 | | | ↘錠 |

三字熟語 □□□

## パズル 025日目

学習日　月　日

パズルは集中力を高めます

目標 2分

かかった時間　分　秒

「候補」の漢字をマスに当てはめて4つの四字熟語を作ってください。

| ① | ② | ③ | ④ |
|---|---|---|---|
| □ | □ | □ | □ |
| 観 | 光 | □ | □ |
| □ | □ | □ | 所 |
| □ | □ | 名 | □ |

候補

石 外 義 様 主 大
電 得 火 不 楽 労

33ページの答え　①とむらう　②ゆうれい　③いまわしい　④きゅうせい　⑤あいぞめ　⑥招待　⑦操　⑧収拾　⑨衛生面　⑩秘

脳チャレの答え　②烏龍茶

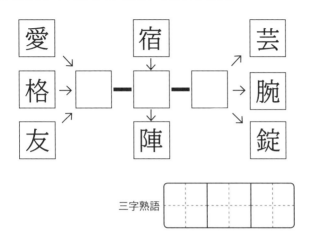

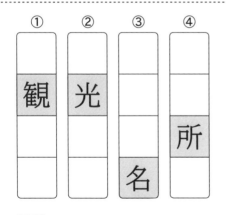

言葉トレ

# 026日目

学習日　月　日

わからなかったら誰かに聞くのもアリです

目標 3分

かかった時間　分　秒

次の言葉をすべて使って、短文を作りましょう。

① 惜敗《せきはい》　練習　雪辱《せつじょく》

ヒント 「雪辱を晴らす」は誤りです。

② 目上　横柄《おうへい》　二の句

ヒント 「二の句が出ない」は誤りです。

アドバイス

言葉から連想し、ストーリーを考えることは脳トレに最適です。

34ページの答え　①ちくせき　②だんがん　③もてあそぶ　④まぼろし　⑤たくみ　⑥名高　⑦内気　⑧生来　⑨巡礼　⑩報

脳チャレの答え　②与

基礎トレ

# 027日目

読めなかったら音読して覚えましょう

学習日　月　日

目標 1分

かかった時間　分　秒

正答数　/ 10

——線は読みがなを、□には漢字を書きましょう。

① 親愛の情を持つ。（　　）

② 人気に便乗する。（　　）

③ 力になると言った手前断れない。（　　）

④ 白昼堂々と銀行が襲われた。（　　）

⑤ 負担が大きい。（　　）

⑥ 人事を□《つ》くして天命を待つ。

⑦ □《かん》□《だい》な気持ちで許してくれ。

⑧ 怪我の応急□《しょ》□《ち》をする。

⑨ お□《じょう》さん育ちで世間知らずだ。

⑩ 安眠を□《さまた》げる騒音が迷惑だ。

脳チャレ！

「木耳」の読みは、①なめこ ②きくらげのどちら？

35ページの答え
24日目　好敵手
25日目　①楽観主義　②電光石火　③外様大名　④不労所得

基礎トレ

# 028日目

あせらず、ゆっくり、ゆっくり

学習日　月　日

目標 30秒

かかった時間　分　秒

正答数　/10

――線は読みがなを、□には漢字を書きましょう。

① 往復切符を買いました。（　　）
② 運賃を値上げした。（　　）
③ 幹事を頼まれ店を予約した。（　　）
④ 功徳を多く積んだ僧侶。（　　）
⑤ 駐車違反をして罰金を払った。（　　）

⑥ 地域に□□《ほうし》する。
⑦ 乱暴に扱って機械が□《こわ》れた。
⑧ 鉱石の□《かたまり》が見つかった。
⑨ □□《さんがく》地帯に向かう。
⑩ □《がけ》の上から絶景が見える。

脳チャレ!
①極め付き ②極め付け、正しいのはどちら？

36ページの答え
① 例 前回の惜敗を糧に猛練習をし、雪辱を果たした。
② 例 目上の方の前で横柄な態度をとる彼に、二の句が継げない。

音読トレ

# 029日目

糖分をとって、脳を活性化！

学習日　月　日

目標 2分

かかった時間　分　秒

正答数　/7

次の文章を声に出して読みましょう。
――線は読みがなを、カタカナは漢字を書きましょう。

①釧路は寒い処であった。しかり、ただ寒い処であった。時は一月末、雪と氷に②ウもれて、川さえおおかた姿を隠した北海道を西から東に③オウダンして、着てみると、華氏《かし》零《れい》下《か》二十―三十度という空気も凍《い》てたような朝が毎日続いた。氷った天、氷った土。一夜の④暴風雪に家々の⑤ノキのまったく塞《ふさが》った様《さま》も見た。広く寒い⑥港内にはどこからともなく⑦流氷が集ってきて、何日も何日も、船も動かず波も立たぬ日があった。私は生れて初めて酒を飲んだ。

石川啄木「弓町より」

①（　　）
②□う
③□□おう　だん
④（　　）
⑤□のき
⑥（　　）
⑦（　　）

37ページの答え　①しんあい　②びんじょう　③てまえ　④はくちゅう　⑤ふたん　⑥尽　⑦寛大　⑧処置　⑨孃　⑩妨



脳チャレの答え　②きくらげ

基礎トレ

# 030日目

クイズ番組は見てますか？

学習日　月　日

目標 30秒

かかった時間　分　秒

正答数　/10

――線は読みがなを、□には漢字を書きましょう。

① 宵の明星とは金星のことだ。（　　）

② 広告媒体を活用する。（　　）

③ 運営会社がつぶれた。（　　）

④ 相手の幸運を妬むな。（　　）

⑤ 薬の効果が如実にあらわれた。（　　）

⑥ 不手際を□□《ひなん》された。

⑦ □《あつ》かましい態度で反感を買う。

⑧ □□《こんぶ》を使って出汁《だし》をとる。

⑨ 不用品を□□《はいき》する。

⑩ 部屋の□□《もよう》替えをする。

脳チャレ！

「一段落」の読みは、①ひとだんらく ②いちだんらく のどちら？

38ページの答え　①おうふく　②うんちん　③かんじ　④くどく　⑤いはん　⑥奉仕　⑦壊　⑧塊　⑨山岳　⑩崖

脳チャレの答え　①極め付き

基礎トレ

# 031日目

今日はお肉を食べてみましょう

学習日　月　日

目標　1分

かかった時間　分　秒

正答数　/10

——線は読みがなを、□には漢字を書きましょう。

① 巨匠の作品を読む。（　　）

② 被災地へ義援金を寄付した。（　　）

③ 従業員を求人広告で募る。（　　）

④ 諸刃の剣になる政策だ。（　　）

⑤ 遣唐使が中国の文化を伝えた。（　　）

⑥ □□《ぎじゅつ》は常に進歩している。

⑦ □《つちか》った経験を仕事に生かす。

⑧ □《のど》が痛いけど風邪かな。

⑨ 「継続は力」が私の□□《てつがく》だ。

⑩ 食べ物をいっぱい口に□《ふく》む。

脳チャレ!

①洒落　②酒落、正しいのはどちら？

39ページの答え　①くしろ　②埋　③横断　④ぼうふうせつ　⑤軒　⑥こうない　⑦りゅうひょう

否定的な言葉は脳を鈍化させます

学習日 月 日

目標 1分

かかった時間 分 秒

正答数 /8

日本でよく使われるカタカナ語を、日本語に直すとどんな言葉になるでしょうか。「候補」から選んで、漢字で書きましょう。

① 駅へのアクセスが便利。（　　）
② インパクトの強い発言。（　　）
③ クライアントの要望。（　　）
④ グローバルな視点。（　　）
⑤ コラボレーションで作曲した。（　　）
⑥ 栄養不足をサプリメントで補う。（　　）
⑦ 同僚でも違うスタンスの二人。（　　）
⑧ 迅速なデリバリーのピザ店。（　　）

**候補**

たちば・きょうどうせいさく・ちきゅうきぼ・えいようほじょしょくひん・しょうげき・こきゃく・はいたつ・こうつうしゅだん

**脳チャレ!**

「わ」の元になった漢字は、①和 ②輪のどちら?

40ページの答え ①よいのみょうじょう ②ばいたい ③うんえい ④ねたむ ⑤にょじつ ⑥非難 ⑦厚 ⑧昆布 ⑨廃棄 ⑩模様

脳チャレの答え ②いちだんらく

基礎トレ

# 033日目

パッと解けたらすごいです！

学習日　月　日

目標 30秒

かかった時間　分　秒

正答数　／10

線は読みがなを、□には漢字を書きましょう。

① 洗濯物を干す。（　　）

② 百科事典を全巻まとめて買った。（　　）

③ 美しい景色を絵に描いた。（　　）

④ 悪趣味で気色の悪い置物だ。（　　）

⑤ 値千金の決勝打をはなった。（　　）

⑥ □《のろ》いがかかった悪魔の書だ。

⑦ 失望し大きなため息を□《は》く。

⑧ □《へん》□《きゃく》する資料をなくした。

⑨ □《とら》が描かれたふすま。

⑩ 師匠から秘伝を□《さず》かる。

脳チャレ！

①口を濁す　②言葉を濁す、正しいのはどちら？

41ページの答え　①きょしょう　②きふ　③つのる　④もろは　⑤けんとうし　⑥技術　⑦培　⑧喉　⑨哲学　⑩含



脳チャレの答え　①洒落

基礎トレ

# 034日目

頭を使っていることを意識して!

学習日　月　日

目標 1分

かかった時間　分　秒

正答数　/10

**──線は読みがなを、□には漢字を書きましょう。**

① 解剖して死因を特定する。（　　）

② 犬の嗅覚はとても鋭い。（　　）

③ がっちりと握手を交わす。（　　）

④ 手堅い商売で店を大きくした。（　　）

⑤ 雇用した従業員を大事にする。（　　）

⑥ □□□《ぎじろく》を残す。

⑦ □□《しさい》に検証して吟味《ぎんみ》した。

⑧ □□《かんびょう》のかいがあり全快した。

⑨ 職を□《じ》する覚悟で進言する。

⑩ 先祖代々の土地を□□《しょぶん》した。

**脳チャレ!**
「黄粉」の読みは、①きなこ ②かたくりこ のどちら?

42ページの答え　①交通手段　②衝撃　③顧客　④地球規模　⑤共同制作　⑥栄養補助食品　⑦立場　⑧配達

脳チャレの答え　①和

パズル

# 035日目

自分をほめることも大切です

学習日　月　日

目標 3分

かかった時間　分　秒

「候補」の漢字をマスに当てはめて、９つの三字熟語を作ってください。そのとき、太い線でつながれた２つのマスには、同じ漢字を入れてください。

**候補**

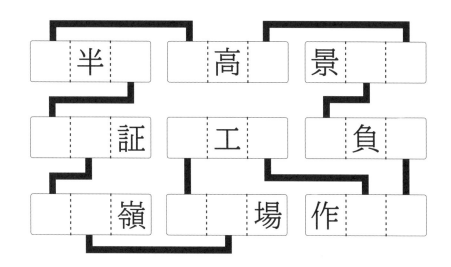

| | | |
|---|---|---|
| 上 | 業 | 勝 |
| 地 | 手 | 服 |
| 分 | 身 | 水 |

| | | | | | | | | |
|---|---|---|---|---|---|---|---|---|
| | 半 | | | 高 | | 景 | | |
| | | 証 | | 工 | | | 負 | |
| | | 嶺 | | | 場 | 作 | | |

43ページの答え　①せんたくもの　②ひゃっかじてん　③けしき　④きしょく　⑤あたい　⑥呪　⑦吐　⑧返却　⑨虎　⑩授



脳チャレの答え　②言葉を濁す

基礎トレ

# 036日目

学習日　　月　　日

野菜も食べましょう

目標 1分

かかった時間　　分　　秒

正答数　　/ 10

――線は読みがなを、□には漢字を書きましょう。

① 夜更かしは美容の敵だ。（　　）

② 同姓同名でよく間違えられる。（　　）

③ 和菓子には煎茶がよく合うね。（　　）

④ 色の濃淡が魅力的な絵画だ。（　　）

⑤ 貞淑な妻を装っていた悪女だ。（　　）

⑥ □《すみ》やかな対応に感謝します。

⑦ □《と》□《しょ》□《けん》で本を買った。

⑧ □《そん》□《けい》□《ご》を使いなさい。

⑨ □《たい》□《ひ》すると違いがよくわかる。

⑩ データを□《けん》□《さく》する。

脳チャレ!

がり勉の「がり」の語源は、①尻上がり　②我が利益のどちら？

44ページの答え　①かいぼう　②きゅうかく　③あくしゅ　④てがたい　⑤こよう　⑥議事録　⑦子細　⑧看病　⑨辞　⑩処分

脳チャレの答え　①きなこ

言葉トレ

# 037日目

人と話すのも脳にはいい刺激です

学習日　月　日

目標 1分

かかった時間　分　秒

正答数　/8

ここに並ぶ二字熟語は異なる読み方ができます。言葉の意味をヒントにして、その読み方を2つずつひらがなで書いてください。

## 人事

①（　　　）自分に関係ないこと。他人に関すること。

②（　　　）会社内での個人の地位・職務などに関する事柄。

## 生花

③（　　　）自然の生きた花。「―店に勤めています」。

④（　　　）花を合わせて、鑑賞用の作品を作る。

## 一寸

⑤（　　　）数量・程度などがわずかなさま。時間が短いさま。

⑥（　　　）一尺の十分の1。約3・03センチメートル。

## 目下

⑦（　　　）年齢・地位などが自分より低い人のこと。

⑧（　　　）現在。ただ今。「―のところ不明」。

脳チャレ!

ワイシャツの「ワイ」の語源は、①ホワイト ②ワイルドのどちら?

45ページの答え

| | | |
|---|---|---|
| 上半身 | 上高地 | 景勝地 |
| 身分証 | 手工業 | 勝負服 |
| 分水嶺 | 手水場 | 作業服 |

基礎トレ

# 038日目

朝ごはんを食べてすぐトレーニング！

学習日　　月　　日

目標 1分

かかった時間　　分　　秒

正答数　　/10

——線は読みがなを、□には漢字を書きましょう。

① ドラフトで獲得した選手。（　　）

② 現実離れした妄想だ。（　　）

③ 耳鼻咽喉科に通う。（　　）

④ 空振りもほんのご愛嬌さ。（　　）

⑤ 来賓《らいひん》の方からの挨拶を賜る。（　　）

⑥ 社長のポストに□《つ》く。

⑦ □《とうと》い命を大切にする。

⑧ □□《きんせい》のとれた体つきだ。

⑨ □□□《りっこうほ》し選挙に挑む。

⑩ 病気は□□《かいほう》に向かった。

脳チャレ！ 「ね」の元になった漢字は、①祢 ②子のどちら？

46ページの答え ①よふかし ②どうせいどうめい ③せんちゃ ④のうたん ⑤ていしゅく ⑥速 ⑦図書券 ⑧尊敬語 ⑨対比 ⑩検索

脳チャレの答え ②我が利益

音読トレ

# 039日目

名作小説の一節です

学習日　月　日

目標 2分

かかった時間　分　秒

正答数　/7

次の文章を声に出して読みましょう。
――線は読みがなを、カタカナは漢字を書きましょう。

あまり遠くはないので、まもなくわたしは渚①ちかくへ出ました。まだすっかり陽はおちていずに、スイヘイセン②のうえにうずくまりかさなりあった鰯雲③はまっ赤に染まり、雲と雲とのすきまから、金色のホウシャセン④が紺碧⑤の中天へつきささるようにのびだしています。すみきった濃い藍⑥のいろにひろがった海ははるかのかなたまで鷹揚《おうよう》なうねりをたたえ、しずかに渚にうちよせ、うちかえします。銀線のキョクセツ⑦をながながとつづかせて、白砂の浜の波うちぎわは眼のとどかぬところまでかすんでいます。

火野葦平「人魚」

① (　　)
② すい へい せん
③ (　　)
④ ほう しゃ せん
⑤ (　　)
⑥ (　　)
⑦ きょく せつ

47ページの答え　①ひとごと　②じんじ　③せいか　④いけばな　⑤ちょっと　⑥いっすん　⑦めした　⑧もっか



脳チャレの答え　①ホワイト

学習日　月　日

目標 1分
かかった時間　分　秒
正答数　/5

マス目には同じ読み「かんき」になる二字熟語が入ります。言葉の意味をヒントに「候補」の漢字をマス目に当てはめて、5つの二字熟語を書き分けてください。

候補

喜 起 感 気
寒 季 換 喚
乾 気

①
⇓
ある地域の一年のうちで、雨量が最も少ない月を含む時期・季節。

②
⇓
寒さ。寒さの程度。また、冷たい空気のこと。

③
⇓
感激して喜ぶこと。

④
⇓
呼び起こすこと。呼び覚ますこと。「注意を―する」。

⑤
⇓
内部の汚れた空気を排出して、外の新鮮な空気と入れかえること。

脳チャレ!
①采配を振る　②采配をふるう、正しいのはどちら?

48ページの答え
①かくとく　②もうそう　③じびいんこうか　④ごあいきょう　⑤たまわる
⑥就　⑦尊　⑧均整　⑨立候補　⑩快方

脳チャレの答え　①祢

基礎トレ

041日目

座りっぱなしはダメですよ

学習日　月　日

目標 1分

かかった時間　分　秒

正答数　／10

――線は読みがなを、□には漢字を書きましょう。

① 濃紺のブレザーを着る。（　　）

② 日傘で日差しを避ける。（　　）

③ 天皇の詔を謹んで受ける。（　　）

④ 商業施設の誘致に成功した。（　　）

⑤ 免疫力の低下で感染した。（　　）

⑥ □□《いがい》な結末に驚いた。

⑦ □□《しきさい》豊かな服の柄だね。

⑧ 「いただく」は□□□《けんじょうご》です。

⑨ 橋を□《か》ける。

⑩ それは推測の□《いき》を出ない。

脳チャレ！
「巻繊汁」の読みは、①とんじる ②けんちんじる のどちら？

49ページの答え　①なぎさ　②水平線　③いわしぐも　④放射線　⑤こんぺき　⑥あい　⑦曲折

基礎トレ

# 042日目

書くことも脳にはいい刺激です

学習日　月　日

目標 30秒

かかった時間　分　秒

正答数　/10

——線は読みがなを、□には漢字を書きましょう。

① 今日そちらに伺う予定です。（　　）

② 秩序ある規則正しい生活を送る。（　　）

③ 頭髪を黒く染めました。（　　）

④ 子の不心得《ふこころえ》を親が諭す。（　　）

⑤ 難病だが全力で治療する。（　　）

⑥ □《もう》□《ひつ》で書かれた手紙だ。

⑦ 姉が□《おさな》い弟をかわいがる。

⑧ 大賞に□《すぐ》れた作品が選ばれた。

⑨ □《む》□《しょう》に腹が立つ出来事だ。

⑩ □《いっ》□《つい》の夫婦《めおと》茶碗がある。

脳チャレ！

「ユ」の元になった漢字は、①由　②湯のどちら？

50ページの答え　①乾季　②寒気　③感喜　④喚起　⑤換気

脳チャレの答え　①采配を振る

言葉トレ

# 043日目

たまには時間を気にせず解いてみましょう

学習日　月　日

目標 2分

かかった時間　分　秒

正答数　/5

意味がまったく逆になる言葉の関係を「反対語」といいます。「候補」の漢字をマスに当てはめて、それぞれ「反対語」になるようにしてください。

候補

平　体　現　別
不　想　拘　剰
放　部

| | ① | ② | ③ | ④ | ⑤ |
|---|---|---|---|---|---|
| | 解□ | 過□ | 空□ | 差□ | 全□ |
| | ⇕ | ⇕ | ⇕ | ⇕ | ⇕ |
| | □束 | □足 | □実 | □等 | □分 |

脳チャレ!

「有無」の読みは、①うむ　②ゆうむのどちら?

51ページの答え　①のうこん　②ひがさ　③みことのり　④ゆうち　⑤めんえきりょく　⑥意外　⑦色彩　⑧謙譲語　⑨架　⑩域

脳チャレの答え　②けんちんじる

基礎トレ

# 044日目

漢字を書く癖をつけましょう

学習日　月　日

目標 1分

かかった時間　分　秒

正答数　/10

――線は読みがなを、□には漢字を書きましょう。

① あまりにも選択肢が少ない。（　）

② 妻を同伴して出席した。（　）

③ 稚拙な嘘ですぐにばれた。（　）

④ 平凡だが幸せな毎日だ。（　）

⑤ 劣等感をバネに成長してきた。（　）

---

⑥ 無駄な□□《せっしょう》はするな。

⑦ □□《さいしん》の注意を払った。

⑧ すごい□□《ぎょうそう》で怒っている。

⑨ □□《きょくたん》な例で参考にならない。

⑩ □《きび》しい評価を受ける。

脳チャレ！

正しいのはどちら？　①師南役　②指南役、

52ページの答え　①うかがう　②ちつじょ　③とうはつ　④さとす　⑤ちりょう　⑥毛筆　⑦幼　⑧優　⑨無性　⑩一対

脳チャレの答え　①由

基礎トレ

# 045日目

夜更かししすぎていませんか?

学習日　月　日

目標 1分

かかった時間　分　秒

正答数　/10

――線は読みがなを、□には漢字を書きましょう。

① やかんの湯が沸く。（　　）

② わが事のように憤慨した。（　　）

③ 電波が圏外で受信できない。（　　）

④ 漂流していた船を救助した。（　　）

⑤ 裁縫箱は棚の上にあるよ。（　　）

⑥ ある考えが□□《のうり》をよぎる。

⑦ 悪かったと素直に□《あやま》る。

⑧ □□《とほ》で十分の所に駅がある。

⑨ □□□《しゅうかんし》を読む。

⑩ □□《ふまん》を解消する。

脳チャレ!

「ほ」の元になった漢字は、①歩　②保のどちら?

53ページの答え　①解放⇔拘束　②過剰⇔不足　③空想⇔現実　④差別⇔平等　⑤全体⇔部分



脳チャレの答え　①うむ

音読トレ

# 046日目

学習日　月　日

早起きしてみませんか？

目標 2分

かかった時間　分　秒

正答数　/7

次の文章を声に出して読みましょう。
——線は読みがなを、カタカナは漢字を書きましょう。

その男はまるで仙人のように「①神聖なうす汚なさ」を持っていました。指の②ツメがみんな七八分も延びているのです。それがしきりとわたしに白孔雀《しろくじゃく》の③雛を買えとすすめるのですから、わたしはお④伽噺みたようなその夜の空気がへんに気に入ってしまったのです。そうしてわたしはつい⑤ヒトコト、そんな高価なものを買ってもいいようなことを言ってしまったのです。が、いいあんばいに⑥センポウの値とわたしの値とは⑦バイ以上も違ったものだから、まるでお話にも何もならずにしまったのです。

佐藤春夫「オカアサン」

① 
② つめ
③ 
④ 
⑤ ひとこと
⑥ せんぽう
⑦ ばい

54ページの答え　①せんたくし　②どうはん　③ちせつ　④へいぼん　⑤れっとうかん　⑥殺生　⑦細心　⑧形相　⑨極端　⑩厳

脳チャレの答え　②指南役

基礎トレ

# 047日目

お気に入りの料理を作ってみましょう

学習日　月　日

目標 1分

かかった時間　分　秒

正答数　/10

——線は読みがなを、□には漢字を書きましょう。

① 美貌を武器にモデルになった。（　　）

② メディアへの露出が増えた。（　　）

③ 働きすぎで疲労がたまる。（　　）

④ 果実を落とすため木を揺する。（　　）

⑤ 壁面をペンキで塗る。（　　）

⑥ □□《じゅうなん》な発想を期待する。

⑦ 年末□□《しょうせん》で安くなった。

⑧ □□《ちえ》を絞ってアイデアを出す。

⑨ 甘くて熟れている□《かき》。

⑩ 心が□《なご》むひとときだ。

脳チャレ！
①汚名返上　②汚名挽回、正しいのはどちら？

55ページの答え　①わく　②ふんがい　③けんがい　④ひょうりゅう　⑤さいほうばこ　⑥脳裏　⑦謝　⑧徒歩　⑨週刊誌　⑩不満

脳チャレの答え　②保

基礎トレ

# 048日目

学習日　月　日

お酒はほどほどに

目標 1分

かかった時間　分　秒

正答数　/10

——線は読みがなを、□には漢字を書きましょう。

① 酒を一升飲み干す酒豪だ。（　　）

② 権利は君に譲るよ。（　　）

③ 臨時収入で懐が潤う。（　　）

④ 身分証明書を紛失した。（　　）

⑤ 抜き打ちで検査に入る。（　　）

⑥ □□《しょうぎ》の名人戦を観戦した。

⑦ □《にじ》が雨上がりの空に現れる。

⑧ 軍の□□□《ちゅうとんち》がある地域。

⑨ □□《きびん》な動きのスポーツ選手。

⑩ それは□《くさ》るほど持っている。

アドバイス

音楽を聴くとドーパミンが分泌され、脳の活性が上がります。

56ページの答え　①しんせい　②爪　③ひな　④おとぎばなし　⑤一言　⑥先方　⑦倍

パズル
# 049日目

学習日　月　日

発想の転換を！

目標 3分

かかった時間　分　秒

「候補」の漢字をマスに当てはめて、熟語が重なりつながるクロスワードを作ってください。

**候補**

拠 所 道 両
一 所 手 理
足 高 題 楽
愛 金 情 民

| | | | | | | | |
|---|---|---|---|---|---|---|---|
| 千 | 鳥 | | ■ | | 挙 | | 得 |
| 日 | ■ | 音 | | 家 | ■ | 生 | ■ |
| | 本 | ■ | 勝 | ■ | 人 | 類 | |
| ■ | | 点 | ■ | 強 | | ■ | 妻 |
| | 地 | ■ | 庶 | ■ | 話 | | ■ |
| 速 | ■ | 市 | | 税 | ■ | 名 | |
| | 化 | 役 | ■ | | 物 | ■ | 有 |
| 路 | ■ | | 得 | ■ | | 解 | 者 |

脳チャレ！
「ナ」の元になった漢字は、①名 ②奈のどちら？

57ページの答え　①びぼう　②ろしゅつ　③ひろう　④ゆする　⑤へきめん　⑥柔軟　⑦商戦　⑧知恵　⑨柿　⑩和



脳チャレの答え ①汚名返上

基礎トレ

# 050日目

学習日　月　日

50日目です！　ファイト！

目標 1分

かかった時間　分　秒

正答数　／10

――線は読みがなを、□には漢字を書きましょう。

① <u>頬</u>を涙が伝い落ちる。（　　）

② <u>頼もしい</u>相棒が現れた。（　　）

③ 恐ろしい事件に<u>戦慄</u>する。（　　）

④ 地面が<u>隆起</u>し盛り上がる。（　　）

⑤ <u>徹夜</u>で作品をつくる。（　　）

⑥ 責任を□□《ついきゅう》される。

⑦ □□《せんれん》された仕草。

⑧ 委員長には彼を□《お》すつもりだ。

⑨ □□《せつやく》して貯金を増やした。

⑩ □《うたが》う気持ちはなかった。

脳チャレ！

①互格　②互角、正しいのはどちら？

58ページの答え　①いっしょう　②ゆずる　③うるおう　④ふんしつ　⑤けんさ　⑥将棋　⑦虹　⑧駐屯地　⑨機敏　⑩腐

言葉トレ

# 051日目

学習日　月　日

「ひらめき」も大切

目標 1分

かかった時間　分　秒

正答数　／8

ここに並ぶ二字熟語は異なる読み方ができます。
言葉の意味をヒントにして、その読み方を2つずつひらがなで書いてください。

## 大家

①（　　　）貸家の持ち主。家主。反対語は、店子（たなこ）。

②（　　　）ある分野で、特にすぐれた見識・技能を持っている人。

## 風車

③（　　　）羽根車に柄をつけ、風が吹くと回るようにしたおもちゃ。

④（　　　）風を大きな羽根車に受けて回転させ、動力を得る装置。

## 仮名

⑤（　　　）実名を避けて仮につける名。実名以外の仮の呼び名。

⑥（　　　）漢字に基づいて作られた、日本語独特の音節文字。

## 札

⑦（　　　）内容を簡単に書いて、人に示す紙片や木片。

⑧（　　　）紙でできているお金。紙幣のこと。

脳チャレ！

「壊死」の読みは、①かいし　②えしのどちら？

59ページの答え

| | | | | | | | |
|---|---|---|---|---|---|---|---|
| 千 | 鳥 | 足 | ■ | 一 | 挙 | 両 | 得 |
| 日 | ■ | 音 | 楽 | 家 | ■ | 生 | ■ |
| 手 | 本 | ■ | 勝 | ■ | 人 | 類 | 愛 |
| ■ | 拠 | 点 | ■ | 強 | 情 | ■ | 妻 |
| 高 | 地 | ■ | 庶 | ■ | 話 | 題 | ■ |
| 速 | ■ | 市 | 民 | 税 | ■ | 名 | 所 |
| 道 | 化 | 役 | ■ | 金 | 物 | ■ | 有 |
| 路 | ■ | 所 | 得 | ■ | 理 | 解 | 者 |



脳チャレの答え　②奈（奈の左上部分）

基礎トレ

# 052日目

お昼ごはんはもう食べましたか？

学習日　月　日

目標 1分

かかった時間　分　秒

正答数　/10

――線は読みがなを、□には漢字を書きましょう。

① 徐行運転してください。（　　）

② 水槽の中で熱帯魚が泳ぐ。（　　）

③ 商品を棚に陳列する。（　　）

④ 扶養家族への手当を支給する。（　　）

⑤ ラクダは砂漠の船といわれる。（　　）

⑥ □《くう》□《らん》に答えを書きなさい。

⑦ 不法□《こう》□《い》を罰する。

⑧ □《こく》□《そ》して裁判で争う。

⑨ □《うえ》□《き》□《ばち》を庭に並べた。

⑩ 稲の□《なえ》を植える。

脳チャレ！

正しいのはどちら？
①耳障り　②耳触り

60ページの答え　①ほお　②たのもしい　③せんりつ　④りゅうき　⑤てつや　⑥追及　⑦洗練　⑧推　⑨節約　⑩疑

脳チャレの答え　②互角

音読トレ

# 053日目

学習日　月　日

疲れた時は睡眠が一番です

目標 2分

かかった時間　分　秒

正答数　/7

次の文章を声に出して読みましょう。
――線は読みがなを、カタカナは漢字を書きましょう。

要するに私は①ショウジキな路《みち》を歩くつもりで、つい足を滑らした②バカものでした。もしくは③狡猾な男でした。そうしてそこに気のついているものは、今のところただ天と私の心だけだったのです。しかし立ち直って、もう一歩前へ踏み出そうとするには、今滑った事をぜひとも④シュウイの人に知られなければならない窮境《きゅうきょう》に⑤陥ったのです。私はあくまで滑った事を⑥カクしたがりました。同時に、どうしても前へ出ずにはいられなかったのです。私はこの間に⑦挟まってまた立《た》ち竦《すく》みました。

夏目漱石「こころ」

① しょう じき
② ば か
③
④ しゅう い
⑤
⑥ かく
⑦

61ページの答え　①おおや　②たいか　③かざぐるま　④ふうしゃ　⑤かめい　⑥かな　⑦ふだ　⑧さつ



脳チャレの答え　②えし

言葉トレ

# 054日目

今日はどんな問題でしょうか

学習日 月 日

目標 2分

かかった時間 分 秒

正答数 /8

漢字は「植物の名前」です。「候補」から読みがなを選んで書きましょう。

① 紫陽花（　　）

② 銀杏（　　）

③ 桔梗（　　）

④ 向日葵（　　）

⑤ 勿忘草（　　）

⑥ 白粉花（　　）

⑦ 石楠花（　　）

⑧ 躑躅（　　）

**候補**

いちょう・しゃくなげ・つつじ・あじさい・わすれなぐさ・おしろいばな・ききょう・ひまわり

**脳チャレ!**

「お」の元になった漢字は、①尾 ②於のどちら？

62ページの答え ①じょこううんてん ②すいそう ③ちんれつ ④ふよう ⑤さばく ⑥空欄 ⑦行為 ⑧告訴 ⑨植木鉢 ⑩苗

脳チャレの答え ①耳障り

基礎トレ

# 055日目

学習日　月　日

何事も基本から

目標 30秒

かかった時間　分　秒

正答数　/10

——線は読みがなを、□には漢字を書きましょう。

① 箒で部屋を掃除した。（　　）

② 自ら実践してみせた。（　　）

③ 悪を懲らしめる。（　　）

④ 徳川幕府は貨幣を統一した。（　　）

⑤ 僧侶の法話がためになった。（　　）

⑥ □《かがみ》の前でポーズをとる。

⑦ □《すがた》が見られないよう隠れた。

⑧ 工場に□《つと》める。

⑨ □□《よくじつ》には荷物が届きますよ。

⑩ 頭の□《いた》い問題が発生した。

脳チャレ！

①濡れ手で泡　②濡れ手で粟、正しいのはどちら？

63ページの答え　①正直　②馬鹿　③こうかつ　④周囲　⑤おちいった　⑥隠　⑦はさまって

基礎トレ

# 056日目

学習日　月　日

花を育ててみませんか？

目標 1分

かかった時間　分　秒

正答数　/10

──線は読みがなを、□には漢字を書きましょう。

① 額に入れて絵を飾る。（　　）
② 困難を克服した。（　　）
③ 縄文時代の土器が出土した。（　　）
④ 防災用の頭巾をかぶる。（　　）
⑤ 事件の報道を自粛する。（　　）

⑥ □□《かたあし》でバランスをとる。
⑦ □□《きゅうしょく》は残さず食べたよ。
⑧ 限りある□□《しげん》を大切にする。
⑨ □□《ないみつ》のご相談があります。
⑩ 施設を□□《あんない》してもらう。

脳チャレ！
「蒟蒻」の読みは、①はんぺん ②こんにゃくのどちら？

64ページの答え　①あじさい　②いちょう　③ききょう　④ひまわり　⑤わすれなぐさ　⑥おしろいばな　⑦しゃくなげ　⑧つつじ

脳チャレの答え　②於

言葉トレ

# 057日目

学習日　月　日

コツコツやりましょう

目標 1分

かかった時間　分　秒

正答数　/8

日本でよく使われるカタカナ語を、日本語に直すとどんな言葉になるでしょうか。「候補」から選んで、漢字で書きましょう。

① 彼の研究はイノベーションとなる。（　　）
② インバウンドの製品爆買い。（　　）
③ ガイドラインに沿って計画する。（　　）
④ 彼のタスクは利用者の送迎。（　　）
⑤ 告知ツールとしてチラシを制作。（　　）
⑥ 今年の流行色のトレンドは紫。（　　）
⑦ パートナーシップを結んだ企業。（　　）
⑧ アミューズメント施設の映画館。（　　）

**候補**

ごらく・ししん・ほうにちりょこうきゃく・どうぐ・さぎょうかだい・ぎじゅつかくしん・けいこう・きょうりょくかんけい

脳チャレ!

「ヒ」の元になった漢字は、①比　②非のどちら？

65ページの答え　①ほうき　②じっせん　③こらしめる　④かへい　⑤そうりょ　⑥鏡　⑦姿　⑧勤　⑨翌日　⑩痛

脳チャレの答え　②濡れ手で粟

基礎トレ

# 058日目

学習日　月　日

ぐっすり眠れましたか？

目標 1分

かかった時間　分　秒

正答数　/10

――線は読みがなを、□には漢字を書きましょう。

① 先輩におごってもらった。（　　）

② 見事な歌声に拍手がおきる。（　　）

③ 今が飛躍するチャンスだ。（　　）

④ 借金を返済した。（　　）

⑤ 一週間の猶予を与える。（　　）

⑥ 実力不足を□□《つうかん》した。

⑦ 元気の□《みなもと》は孫の笑顔だ。

⑧ □□《つうきん》ラッシュがつらい。

⑨ □□《きけん》な場所には近づかない。

⑩ □□《たんにん》の教師が家に来た。

脳チャレ！「会釈」の読みは、①えしゃく ②かいしゃくのどちら？

66ページの答え ①がく ②こくふく ③じょうもんじだい ④ずきん ⑤じしゅく ⑥片足 ⑦給食 ⑧資源 ⑨内密 ⑩案内

脳チャレの答え ②こんにゃく

基礎トレ

# 059日目

今日あったいいことを思い出しましょう

学習日　月　日

目標 1分

かかった時間　分　秒

正答数　/ 10

――線は読みがなを、□には漢字を書きましょう。

① ここから飛ぶのは度胸がいる。（　　）

② 視力検査で近眼と診断された。（　　）

③ 申し出を謹んでお受けします。（　　）

④ 内服薬を併用する。（　　）

⑤ 履歴書を提出した。（　　）

⑥ □□《わだい》のお店に行く。

⑦ □□《じょうえい》中の映画は何かな。

⑧ 相手の攻撃が□《はげ》しい。

⑨ 包丁で野菜を□《きざ》む。

⑩ □□《ほぞん》がきかない食品だ。

脳チャレ!

①快的　②快適、正しいのはどちら?

67ページの答え　①技術革新　②訪日旅行客　③指針　④作業課題　⑤道具　⑥傾向　⑦協力関係　⑧娯楽



脳チャレの答え　①比（比の右側部分）

音読トレ

# 060日目

学習日　　月　　日

一歩ずつ着実に！

目標 2分

かかった時間　　分　　秒

正答数　　/7

次の文章を声に出して読みましょう。
――線は読みがなを、カタカナは漢字を書きましょう。

「①ユウメイな幽霊塔が売り物に出たぜ、新聞②コウコクにも見えて居る」

未だ多くの人が③噂せぬ中に、直《ただ》ちに買い取る気を起したのは、検事総長を辞して④閑散に世を送って居る叔父丸部《まるべ》朝《あさ》夫《お》である。「アノ様な恐ろしい、アノ様な荒れ果てた⑤ヤシキを何故買うか」など人に怪しまれるが夏蝿《うるさ》いとて、誰にも話さず⑥直ぐに余を呼び付《つ》けて一切買い受けの任を引き受けろと云われた。余は⑦早速家屋《かおく》会社へ掛け合い夫々《それぞれ》の運びを附けた。

黒岩涙香「幽霊塔」

① ゆう めい

② こう こく

③

④

⑤ や しき

⑥

⑦

68ページの答え　①せんぱい　②はくしゅ　③ひやく　④へんさい　⑤ゆうよ　⑥痛感　⑦源　⑧通勤　⑨危険　⑩担任

脳チャレの答え　①えしゃく

基礎トレ

# 061日目

学習日　月　日

自信は成長の証！

目標 1分

かかった時間　分　秒

正答数　/10

――線は読みがなを、□には漢字を書きましょう。

① 乱獲で絶滅した動物がいる。（　　）

② 彼女の発言が波紋を広げた。（　　）

③ そばの麺は固めが好きだ。（　　）

④ 悪い制度なので廃止した。（　　）

⑤ 彼女の魅力にひかれる。（　　）

⑥ □□《なかま》を大切にする。

⑦ 優秀な□□《ずのう》の持ち主だ。

⑧ □□《ほんもの》はやはり違うね。

⑨ □□《ぎもん》の残る采配だ。

⑩ 授業中は□□《しご》は禁止です。

脳チャレ！

「つ」の元になった漢字は、①川　②津のどちら？

69ページの答え　①どきょう　②しりょくけんさ　③つつしんで　④へいよう　⑤りれきしょ　⑥話題　⑦上映　⑧激　⑨刻　⑩保存



脳チャレの答え　②快適

基礎トレ

# 062日目

食べすぎは脳に悪いですよ

学習日　月　日

目標　1分

かかった時間　分　秒

正答数　/10

——線は読みがなを、□には漢字を書きましょう。

① その発言には矛盾があある。（　　）

② 絵画の展示会に出かける。（　　）

③ 悲惨な結果が待っていた。（　　）

④ 重苦しい曇天の空だ。（　　）

⑤ 出家してお坊さんになった。（　　）

⑥ 正しい□□《しせい》で座りなさい。

⑦ 新しい企画を□□《ていあん》する。

⑧ 美味しく仕上げる□□《ひけつ》。

⑨ □□《ちょうさ》の報告はまだかな。

⑩ □□《けつろん》を言ってくれ。

脳チャレ!

じゃがいもの「じゃが」の語源は、①ジャガー ②ジャカルタのどちら？

70ページの答え　①有名　②広告　③うわさ　④かんさん　⑤屋敷　⑥すぐに　⑦さっそく

パズル
# 063日目

学習日　月　日
根気よく続けましょう
目標 1分
かかった時間　分　秒

矢印の方向に読むと二字熟語ができるように、中央のマスに漢字を当てはめてください。当てはめた漢字で二字熟語を考えて、下あるマスに書いてみましょう。

女↘　蔵→　帝↗　□　↗手　→将　↘朝

銀↘　正→　講↗　□　↗高　→敷　↘標

二字熟語 □□

---

パズル
# 064日目

学習日　月　日
解けましたか?
目標 1分
かかった時間　分　秒

ひらがなは漢字の読みです。「候補」の漢字をマスに当てはめて、同じ読みで違う意味になる二字熟語を、2つずつ作ってください。

①
□（かん）結《けつ》
簡□

②
□（こう）海《かい》
公□

③
□（こう）用《よう》
紅□

④
□（つう）貨《か》
通□

候補

航　開　完　潔　公　過　葉　通

71ページの答え　①ぜつめつ　②はもん　③めん　④はいし　⑤みりょく　⑥仲間　⑦頭脳　⑧本物　⑨疑問　⑩私語



脳チャレの答え　①川

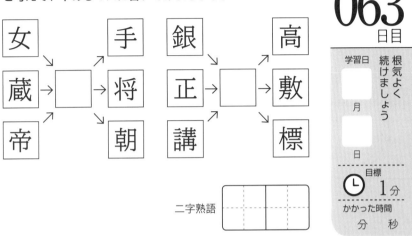

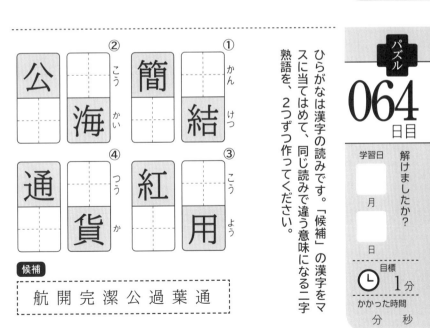

言葉トレ

# 065日目

学習日　月　日

脳を活性化させましょう

目標 3分

かかった時間　分　秒

次の言葉をすべて使って、短文を作りましょう。

① 画業《がぎょう》　心血　自信作

ヒント「心血を傾ける」は誤りです。

② 寸暇《すんか》　精進《しょうじん》　合格

ヒント「寸暇を惜しまず」は誤りです。

脳チャレ!

「搾菜」の読みは、①ザーサイ　②キムチのどちら?

72ページの答え　①むじゅん　②かいが　③ひさん　④どんてん　⑤しゅっけ　⑥姿勢　⑦提案　⑧秘訣　⑨調査　⑩結論

脳チャレの答え　②ジャカルタ

基礎トレ

# 066日目

明るい場所で解きましょう

学習日　月　日

目標 30秒

かかった時間　分　秒

正答数　/10

――線は読みがなを、□には漢字を書きましょう。

① 非常階段を使う。（　　）

② 急激な変化についていけない。（　　）

③ 兄のように慕う男性です。（　　）

④ 単なる模倣に過ぎない。（　　）

⑤ 愉快に一日を過ごしました。（　　）

⑥ □□《きおん》を確認する。

⑦ □□《ひづけ》をメモする。

⑧ エアコンを暖房に□□《せってい》した。

⑨ □《つくえ》を並べて学んだ仲だ。

⑩ □□《さいなん》が降りかかる。

脳チャレ！
「レ」の元になった漢字は、①礼　②令のどちら？

73ページの答え
63日目　王座
64日目　①完結／簡潔　②航海／公開　③公用／紅葉　④通貨／通過

基礎トレ

# 067日目

学習日　月　日

全問正解で気分も明るく！

目標 1分

かかった時間　分　秒

正答数　/10

——線は読みがなを、□には漢字を書きましょう。

① 繁栄した王朝もいずれは滅ぶ。（　　　）

② 瞬く間の出来事でした。（　　　）

③ 墨汁を買った。（　　　）

④ 醜い骨肉の争いが続いている。（　　　）

⑤ チャンスを捉える。（　　　）

⑥ □□《かんたん》な質問に答えた。

⑦ □□□《しんこきゅう》して落ち着こう。

⑧ 夜空の□□《せいざ》を探す。

⑨ チームの□□《はんちょう》を任される。

⑩ 不要な物を□《す》てる。

脳チャレ！

「押印」の読みは、①おしいん　②おういんのどちら？

74ページの答え
① 例 画業で学んだことを生かして、心血を注いだ彼の自信作。
② 例 寸暇を惜しんで勉学に精進した学生が、志望校に合格した。

脳チャレの答え ①ザーサイ

音読トレ

# 068日目

間違ったところは復習しましょう

学習日　月　日

目標 2分

かかった時間　分　秒

正答数　/7

**次の文章を声に出して読みましょう。**
**——線は読みがなを、カタカナは漢字を書きましょう。**

生活がまだ蝕《むしば》まれていなかった以前私の好きであった所は、たとえば丸善であった。赤や黄のオードコロンやオードキニン。①洒落た切子細工や典雅《てんが》なロココ②趣味の浮模様を持った③琥珀色や翡翠色《ひすいいろ》の香水壜《こうすいびん》。煙管《きせる》、小刀、④石鹸、煙草《たばこ》。私はそんなものを見るのに小一時間も費すことがあった。そして結局一等いい⑤エンピツを一本買うくらいの⑥贅沢をするのだった。しかしここもうその頃の私にとっては重くるしい場所に過ぎなかった。⑦ショセキ、学生、勘定台《カウンター》、これらはみな借金取りの亡霊のように私には見えるのだった。

梶井基次郎「檸檬《れもん》」

①（　）　②（　）　③（　）　④（　）　⑤ えん／ぴつ　⑥（　）　⑦ しょ／せき

75ページの答え　①ひじょうかいだん　②きゅうげき　③したう　④もほう　⑤ゆかい　⑥気温　⑦日付　⑧設定　⑨机　⑩災難

脳チャレの答え　①礼（礼の右側部分）

# 069日目

移動時間は何をしていますか?

学習日 月 日

目標 1分

かかった時間 分 秒

正答数 /5

マス目には同じ読み「せいか」になる二字熟語が入ります。言葉の意味をヒントに「候補」の漢字をマス目に当てはめて、5つの二字熟語を書き分けてください。

**候補**

生 製 果 聖
成 家 青 火
菓 果

①
その人の生まれた家。また、実家。さと。

②
あることをして得られたよい結果。「研究の—」。

③
オリンピック競技開催中、主競技場の聖火台に燃やし続ける火。

④
野菜と果物のこと。「—市場」。

⑤
菓子を作ること。「—業」。

**脳チャレ!**
①陰暦 ②陰歴、正しいのはどちら?

76ページの答え ①はんえい ②またたく ③ぼくじゅう ④みにくい ⑤とらえる ⑥簡単 ⑦深呼吸 ⑧星座 ⑨班長 ⑩捨

脳チャレの答え ②おういん

基礎トレ

# 070日目

気分転換してから解きましょう

学習日　月　日

目標 1分

かかった時間　分　秒

正答数　／10

――線は読みがなを、□には漢字を書きましょう。

① 堕落した生活から抜け出す。（　　）

② 君には抜群のセンスがあるね。（　　）

③ 作品を雑誌に掲載する。（　　）

④ 恥ずかしい経験を告白する。（　　）

⑤ 野蛮な行いをとがめた。（　　）

⑥ □□《せんよう》の駐車場に停めた。

⑦ □□《よくぼう》にはキリがないね。

⑧ 再発防止の□□《たいさく》をたてる。

⑨ □《みずうみ》に舟を浮かべる。

⑩ 水が□□《じょうはつ》した。

脳チャレ!

「め」の元になった漢字は、①芽 ②女のどちら？

77ページの答え　①しゃれた　②しゅみ　③こはく　④せっけん　⑤鉛筆　⑥ぜいたく　⑦書籍

基礎トレ

# 071日目

お茶を飲んで一息つきましょう

学習日　月　日

目標 1分

かかった時間　分　秒

正答数　/10

——線は読みがなを、□には漢字を書きましょう。

① 無駄な浪費をひかえる。（　　）

② 選挙に賄賂は許されない。（　　）

③ ライバルに対し闘志を燃やす。（　　）

④ 王者に匹敵する実力がある。（　　）

⑤ 素朴な疑問を持つ。（　　）

⑥ □《しょ》□《ざい》□《ち》が明らかでない。

⑦ □《けい》□《ほう》のアラームが鳴った。

⑧ 契約を□《かい》□《じょ》した。

⑨ 鎌倉に□《ばく》□《ふ》がつくられた。

⑩ □《われ》□《さき》に走り出す。

脳チャレ!

①二の舞を踏む　②二の舞を演じる、正しいのはどちら?

78ページの答え　①生家　②成果　③聖火　④青果　⑤製菓

脳チャレの答え　①陰暦

言葉トレ

# 072日目

部屋を掃除してみませんか？

学習日　月　日

目標 2分

かかった時間　分　秒

正答数　/8

漢字は「魚介類の名前」です。「候補」から読みがなを選んで書きましょう。

① 鱚（　　）
② 虎魚（　　）
③ 烏賊（　　）
④ 秋刀魚（　　）
⑤ 海鷂魚（　　）
⑥ 河豚（　　）
⑦ 柳葉魚（　　）
⑧ 鮑（　　）

候補

ふぐ・いか・ししゃも・あわび・おこぜ・きす・さんま・えい

脳チャレ!

「占地」の読みは、①わらび　②しめじのどちら？

79ページの答え　①だらく　②ばつぐん　③けいさい　④はずかしい　⑤やばん　⑥専用　⑦欲望　⑧対策　⑨湖　⑩蒸発

脳チャレの答え　②女

基礎トレ

# 073日目

学習日　月　日

簡単な問題から解いてみましょう

目標 1分

かかった時間　分　秒

正答数　/10

――線は読みがなを、□には漢字を書きましょう。

① 人柄のよさにひかれました。（　　）

② 攻撃は最大の防御というね。（　　）

③ それは無謀な計画だ。（　　）

④ 突然の雷雨でびしょ濡れだ。（　　）

⑤ 退路を断って挑む。（　　）

⑥ □《しゅ》□《しゃ》選択をする。

⑦ 地図で□《げん》□《ざい》地を見る。

⑧ 嘘がつけない□《しょう》□《ぶん》だ。

⑨ 男女の□《わり》□《あい》は半々です。

⑩ □《はい》□《かつ》□《りょう》には自信がある。

脳チャレ！

「へ」の元になった漢字は、①辺 ②部のどちら？

80ページの答え　①ろうひ　②わいろ　③とうし　④ひってき　⑤そぼく　⑥所在地　⑦警報　⑧解除　⑨幕府　⑩我先

脳チャレの答え　②二の舞を演じる

基礎トレ

# 074日目

学習日　月　日

今日はおしゃれして出かけてみましょう

目標 1分

かかった時間　分　秒

正答数　/ 10

──線は読みがなを、□には漢字を書きましょう。

① 香水をふりかける。（　　）

② 抜けている項目がある。（　　）

③ 慎重に言葉を選ぶ。（　　）

④ 誤字を訂正しました。（　　）

⑤ 夢を諦めることができない。（　　）

⑥ □《まくら》を高くして寝たい。

⑦ □□□《こんいんとどけ》を提出する。

⑧ 判子に□□《しゅにく》をつける。

⑨ □□□《しちょうしゃ》をスタジオに招く。

⑩ 重要な□□《にんむ》が与えられた。

脳チャレ!

「大舞台」の読みは、①おおぶたい ②だいぶたい のどちら?

81ページの答え ①きす ②おこぜ ③いか ④さんま ⑤えい ⑥ふぐ ⑦ししゃも ⑧あわび



脳チャレの答え ②しめじ

音読トレ

075日目

学習日　月　日

一文一文ていねいに読みましょう

目標 2分

かかった時間　分　秒

正答数　/7

次の文章を声に出して読みましょう。
――線は読みがなを、カタカナは漢字を書きましょう。

翌朝辰男《たつお》は火事話を避けるために、起きるとすぐに家を出た。始業時間まではよほどの暇①があったので、ショザイ②なさに、先日兄に随《つ》いて上った山の方へ足を向けた。墓地を抜けると、一歩一歩眼界《がんかい》が拡がって、冴《さ》えた朝日は滑③かな海を明るく照らしていたが、昨夕の不快なキオク④が彼れの頭から消えなかった。先日のように目前の眺めが英文の新なザイリョウ⑤として目に映らず、永の年月自分を押籠《おしこ》めた牢屋⑥の壁か何かのように侘⑦しく見えた。

正宗白鳥「入江のほとり」

①　②しょ ざい　③　④き おく　⑤ざい りょう　⑥　⑦

82ページの答え　①ひとがら　②こうげき　③むぼう　④らいう　⑤たいろ　⑥取捨　⑦現在　⑧性分　⑨割合　⑩肺活量

脳チャレの答え　②部（部の右側部分）

基礎トレ

# 076日目

学習日　月　日

元気をだしてがんばりましょう！

目標 1分

かかった時間　分　秒

正答数　/ 10

―線は読みがなを、□には漢字を書きましょう。

① 作戦をチームで遂行する。（　　）

② 多額の借金を返す。（　　）

③ 新しい印鑑を買った。（　　）

④ 扇形の陣形で敵と対峙する。（　　）

⑤ 一目瞭然の美しさ。（　　）

⑥ □□《けいそく》した数値を書く。

⑦ ラジオは□□□《ひつじゅひん》だ。

⑧ みんなの□《はたら》きに感謝する。

⑨ □□《こうへい》な態度で接する。

⑩ 部下に□□《しじ》を与える。

脳チャレ！

①前後策　②善後策、正しいのはどちら？

83ページの答え　①こうすい　②こうもく　③しんちょう　④ていせい　⑤あきらめる　⑥枕　⑦婚姻届　⑧朱肉　⑨視聴者　⑩任務



脳チャレの答え　①おおぶたい

基礎トレ

# 077日目

ラッキー7でぞろ目です！

学習日　月　日

目標　1分

かかった時間　分　秒

正答数　/10

――線は読みがなを、□には漢字を書きましょう。

① 運命を賭けた勝負。（　　）

② 陪審員による評決が下された。（　　）

③ 足を小川に浸す。（　　）

④ 高級な料亭で食事をする。（　　）

⑤ ミスを指摘される。（　　）

⑥ 命令に□《したが》う。

⑦ あれは有名な武将が建てた□《しろ》だ。

⑧ □《し》□《きゅう》連絡してください。

⑨ □《えん》□《どう》に樹を植える。

⑩ 天然の□《しん》□《りん》を保護する。

脳チャレ！

「る」の元になった漢字は、①流　②留のどちら？

84ページの答え　①ひま　②所在　③なめらか　④記憶　⑤材料　⑥ろうや　⑦わびしく

パズル

# 078日目

マイペースでいいんです

学習日　月　日

目標　3分

かかった時間　分　秒

「候補」の漢字をマスに当てはめて、9つの三字熟語を作ってください。そのとき、太い線でつながれた2つのマスには、同じ漢字を入れてください。

**候補**

| | | |
|---|---|---|
| 庫 | 中 | 年 |
| 武 | 文 | 道 |
| 名 | 者 | 若 |

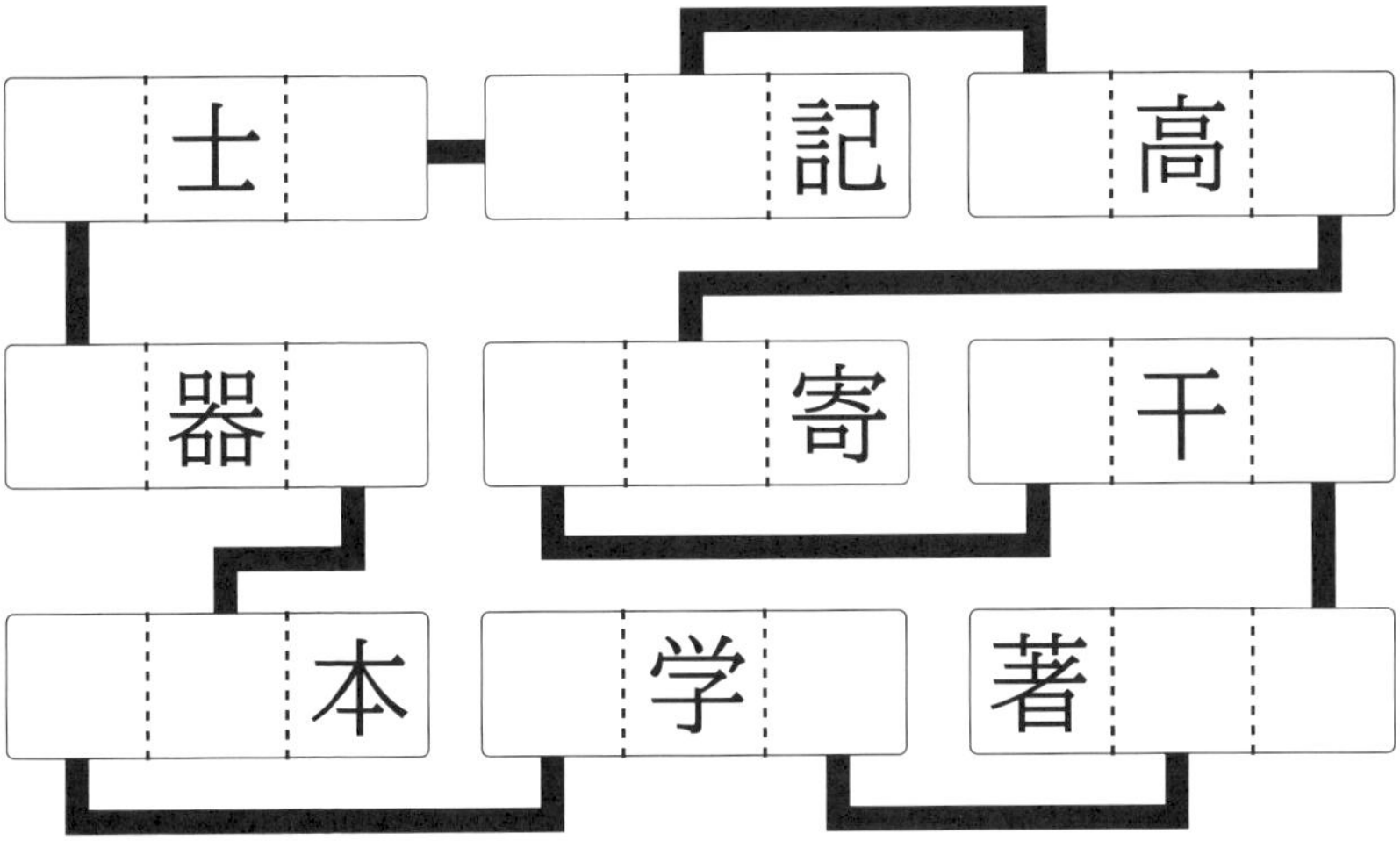


85ページの答え　①すいこう　②しゃっきん　③いんかん　④おうぎがた　⑤いちもくりょうぜん　⑥計測　⑦必需品　⑧働　⑨公平　⑩指示



脳チャレの答え　②善後策

気温に合わせて服を選びましょう

学習日　月　日

目標 1分

かかった時間　分　秒

正答数　/10

――線は読みがなを、□には漢字を書きましょう。

① 脱衣所で服を脱ぐ。（　　）

② することがなくて退屈だ。（　　）

③ においに鈍感になる。（　　）

④ 待ち合わせに遅刻した。（　　）

⑤ 手続きがややこしくて煩わしい。（　　）

⑥ □《もく》□《ろ》□《み》が外れた。

⑦ □《ち》□《いき》に貢献する。

⑧ 大事な□《たから》□《もの》があるんだ。

⑨ 修行に□《た》える覚悟はあるかな。

⑩ □《せん》□《たく》□《もの》を干す。

脳チャレ！

「焼売」の読みは、①シューマイ　②ギョーザのどちら？

86ページの答え　①かけた　②ばいしんいん　③ひたす　④りょうてい　⑤してき　⑥従　⑦城　⑧至急　⑨沿道　⑩森林

脳チャレの答え　②留

言葉トレ

# 080日目

今日も脳を働かせましょう！

学習日　月　日

目標 1分

かかった時間　分　秒

正答数　/4

違う言葉なのに意味がほぼ同じ言葉の関係を「同義語」といいます。「候補」の漢字をマスに当てはめて、「同義語」になるようにしてください。「候補」には、使わない漢字一字が混ざっています。

**候補**

躍　利　不
用　次　乏
作　序　名

① 傑□ ＝ □作
作品が非常にすぐれたできばえであること。

② 順□ ＝ □第
物事が行われる際の一定の決めごと。

③ 欠□ ＝ □足
乏しいこと。足りないこと。

④ 活□ ＝ □用
機能・能力を十分に生かして用いること。

**脳チャレ！**
「モ」の元になった漢字は、①毛　②茂のどちら？

87ページの答え

| | | |
|---|---|---|
| 武士道 | 道中記 | 中高年 |
| 武器庫 | 若年寄 | 若干名 |
| 文庫本 | 文学者 | 著者名 |

基礎トレ

# 081日目

バランスよい食事を心がけましょう

学習日　　月　　日

目標 30秒

かかった時間　　分　　秒

正答数　　/10

――線は読みがなを、□には漢字を書きましょう。

① 自分を卑下するな。（　　）

② 自動車をシートで覆う。（　　）

③ 参考書類を添付する。（　　）

④ なごやかな雰囲気の集まりです。（　　）

⑤ 頑張れよと励ましを受けた。（　　）

⑥ 鉄が□□《じしゃく》にくっつく。

⑦ □□《さいばん》を傍聴する。

⑧ 優勝を□《あらそ》う。

⑨ □□《うらみち》から行くと早いよ。

⑩ □□□《いちらんひょう》を作成した。

脳チャレ!

「徐に」の読みは、①おもむろに　②じょにのどちら？

88ページの答え　①だついじょ　②たいくつ　③どんかん　④ちこく　⑤わずらわしい　⑥目論見　⑦地域　⑧宝物　⑨耐　⑩洗濯物

脳チャレの答え　①シューマイ

# 082日目

学習日　月　日

ガーデニングを始めてみては？

目標 2分

かかった時間　分　秒

正答数　/5

意味がまったく逆になる言葉の関係を「反対語」といいます。「候補」の漢字をマスに当てはめて、それぞれ「反対語」になるようにしてください。

**候補**

意 密 大 生
消 強 学 卒
僅 公

| | ① | ② | ③ | ④ | ⑤ |
|---|---|---|---|---|---|
| 上 | 莫□ | 任□ | 発□ | 入□ | 秘□ |
| | ⇕ | ⇕ | ⇕ | ⇕ | ⇕ |
| 下 | □少 | □制 | □滅 | □業 | □然 |

アドバイス

ひとつの単語の類義語や反対語を考えてみましょう。語彙力が高まります。

89ページの答え　①傑作≒名作　②順序≒次第　③欠乏≒不足　④活用≒利用



脳チャレの答え　①毛

音読トレ

# 083日目

全問正解できましたか？

学習日 月 日

目標 2分

かかった時間 分 秒

正答数 /7

次の文章を声に出して読みましょう。
——線は読みがなを、カタカナは漢字を書きましょう。

船で河から市川へ出るつもりだから、十七日の朝、小雨①の降るのに、イッサイ②の持物をカバン一個《ひとつ》につめ込み民子《たみこ》とお増《ます》に送られて矢切の渡へ降りた。村の者の荷船③にビンジョウ④する訣《わけ》でもう船は来て居る。僕は民《たみ》さんそれじゃ……と言うつもりでも咽《のど》がつまって声が出ない。民子は僕に包を渡してからは、自分の手のやりばに困って胸を撫《な》でたり襟⑤を撫でたりして、下ばかり向いている。眼にもつ涙をお増に見られまいとして、体をワキ⑥へそらしている、民子があわれな姿を見ては僕も涙が抑⑦え切れなかった。

伊藤左千夫「野菊の墓」

①

②いっさい

③

④びんじょう

⑤

⑥わき

⑦

90ページの答え ①ひげ ②おおう ③てんぷ ④ふんいき ⑤はげまし ⑥磁石 ⑦裁判 ⑧争 ⑨裏道 ⑩一覧表

脳チャレの答え ①おもむろに

基礎トレ

# 084日目

学習日　月　日

スープで栄養を取りましょう

目標 30秒

かかった時間　分　秒

正答数　／10

——線は読みがなを、□には漢字を書きましょう。

① 推理小説を読む。（　　）

② 恩師の家を訪ねる。（　　）

③ 美術品を展示する。（　　）

④ 締め切りは厳守してください。（　　）

⑤ 転倒して膝をすりむいた。（　　）

⑥ □《すい》□《ちょく》に立つ。

⑦ □《ちょう》□《じょう》まで登る。

⑧ 目的地を□《め》□《ざ》す。

⑨ 横のものを□《たて》にする。

⑩ 巻き尺で長さを□《はか》る。

脳チャレ!

「み」の元になった漢字は、①美　②見のどちら?

91ページの答え　①莫大⇔僅少　②任意⇔強制　③発生⇔消滅　④入学⇔卒業　⑤秘密⇔公然

基礎トレ

# 085日目

学習日　月　日

カラオケで歌ってみましょう

目標 1分

かかった時間　分　秒

正答数　/10

——線は読みがなを、□には漢字を書きましょう。

① 暖炉にまきをくべる。（　　）

② 課長から部長に昇進した。（　　）

③ 野球チームが遠征に出る。（　　）

④ 犠牲を払う。（　　）

⑤ 抑揚のない声で話す。（　　）

⑥ 選択を□《あやま》る。

⑦ 師匠から□□《はもん》される。

⑧ □□《たんけん》隊が密林へ向かう。

⑨ □□《ほうせき》を金庫に保管する。

⑩ □□《ちょめい》な学者の意見を聞く。

脳チャレ!

①身入りのいい仕事 ②実入りのいい仕事、正しいのはどちら?

92ページの答え　①こさめ　②一切　③にぶね　④便乗　⑤えり　⑥脇　⑦おさえ

言葉トレ

# 086日目

学習日　月　日

筋トレしてみませんか?

目標 1分

かかった時間　分　秒

正答数　/5

マス目には同じ読み「きかん」になる二字熟語が入ります。言葉の意味をヒントに「候補」の漢字をマス目に当てはめて、5つの二字熟語を書き分けてください。

候補

機　間　気　還
刊　期　管　季
　　　　関　帰

① 雑誌などが、3か月ごと一年に4回発行されること。

② 遠方から帰ってくること。特に、戦場などから基地・故郷などに帰ること。

③ 呼吸の際の空気の通路で、分岐して左右両肺につながる。発声にも関与。

④ ある期日または日時から、他の期日または日時に至るまでの間。

⑤ 火力・水力・電力などのエネルギーを、力学的なエネルギーに変える装置。

脳チャレ!

「成吉思汗」の読みは、①ホイコーロー　②ジンギスカンのどちら?

93ページの答え　①すいりしょうせつ　②たずねる　③てんじ　④げんしゅ　⑤てんとう　⑥垂直　⑦頂上　⑧目指　⑨縦　⑩測



脳チャレの答え　①美

旅行の計画を立ててみるのもいいですね

学習日　月　日

目標 30秒

かかった時間　分　秒

正答数　/10

――線は読みがなを、□には漢字を書きましょう。

① 事故が頻発する。（　）

② これは弥生時代の遺跡だね。（　）

③ 書籍を本棚に並べる。（　）

④ 購入したけど返品したい。（　）

⑤ 哀愁がただよう。（　）

⑥ 作家が作品を□《そう》□《さく》する。

⑦ 季節の□《くだ》□《もの》を食べる。

⑧ 桃の実が□《じゅく》する。

⑨ 計算して□《あたい》を導き出す。

⑩ □《けん》□《ぽう》で認められた権利だ。

脳チャレ！
「ヌ」の元になった漢字は、①沼　②奴のどちら？

94ページの答え　①だんろ　②しょうしん　③えんせい　④ぎせい　⑤よくよう　⑥誤　⑦破門　⑧探検　⑨宝石　⑩著名

脳チャレの答え　②実入りのいい仕事

基礎トレ

# 088日目

学習日　月　日

8は縁起のよい数字です

目標 1分

かかった時間　分　秒

正答数　/10

――線は読みがなを、□には漢字を書きましょう。

① 熱気を帯びた議論をする。（　　）

② 獣道に迷い込んだ。（　　）

③ 海賊船が髑髏《どくろ》の旗をあげた。（　　）

④ 川が蛇行して流れている。（　　）

⑤ ひとりぼっちで寂しい。（　　）

⑥ □《ね》□《だん》を教えてください。

⑦ 君の□《せい》□《い》を見せたまえ。

⑧ □《ちゅう》□《じつ》な部下を持ったね。

⑨ 二度と□《さい》□《げん》できない。

⑩ □《きず》□《ぐち》を包帯で巻いた。

脳チャレ！

「御中」の読みは、①おんちゅう ②ごちゅうのどちら？

95ページの答え　①季刊　②帰還　③気管　④期間　⑤機関

脳チャレの答え　②ジンギスカン

音読トレ

# 089日目

今日はどんなニュースがありましたか？

学習日　月　日

目標 2分

かかった時間　分　秒

正答数　/7

次の文章を声に出して読みましょう。
――線は読みがなを、カタカナは漢字を書きましょう。

①ランボウに白い足袋《たび》を踏《ふ》みつけられて、キャッと声を立てる、それもかえって食慾《しょくよく》が出るほどで、そんな下手ものの料理の食べ歩きがちょっとした②愉しみになった。立て込んだ客の③隙間へ腰を割り込んで行くのも、北新地の売れっ妓《こ》の沽券《こけん》に関《かか》わるほどではなかった。第一、そんな安物ばかり食わせどおしでいるものの、④帯、着物、長襦袢《ながじゅばん》から帯じめ、腰下げ、⑤草履までかなり⑥サンザイしてくれていたから、けちくさいといえた⑦ギリではなかった。

織田作之助「夫婦善哉」

① らん ぼう
② （　）
③ （　）
④ （　）
⑤ （　）
⑥ さん ざい
⑦ ぎ り

96ページの答え ①ひんぱつ ②やよいじだい ③しょせき ④こうにゅう ⑤あいしゅう ⑥創作 ⑦果物 ⑧熟 ⑨値 ⑩憲法

脳チャレの答え ②奴（奴の右側部分）

基礎トレ

# 090日目

ストレスはためこまないように

学習日 月 日

目標 1分

かかった時間 分 秒

正答数 /10

――線は読みがなを、□には漢字を書きましょう。

① 俊敏な動きについていけない。（　　）

② 汚水のせいで池が濁る。（　　）

③ 端正な顔立ちの男だ。（　　）

④ 芝居の脚本を書き上げた。（　　）

⑤ 弊害の出ないよう対応します。（　　）

⑥ □《れき》□《し》の勉強をする。

⑦ □《ご》□《かい》が解けた。

⑧ 日本□《れっ》□《とう》を寒波が襲う。

⑨ 台風が九州を□《じゅう》□《だん》した。

⑩ ヤギを□《し》□《いく》している。

脳チャレ！

①変移　②変異、正しいのはどちら？

97ページの答え　①おびた　②けものみち　③かいぞく　④だこう　⑤さびしい　⑥値段　⑦誠意　⑧忠実　⑨再現　⑩傷口



脳チャレの答え　①おんちゅう

基礎トレ

# 091日目

学習日　□月　□日

水分補給はこまめに

目標 1分

かかった時間　分　秒

正答数　/ 10

——線は読みがなを、□には漢字を書きましょう。

① 静寂が辺りを覆う。（　　　）

② 是非とも欲しい人材だ。（　　　）

③ 一緒に苦労を重ねてきたね。（　　　）

④ 不正を憎む。（　　　）

⑤ 勢力の強い台風が上陸する。（　　　）

⑥ 親の□《い》□《でん》□《し》が子に伝わる。

⑦ □《けん》□《きゅう》の成果を発表する。

⑧ □《たん》□《じゅん》なミスをする。

⑨ □《ま》□《ちが》いを認める。

⑩ □《ぜん》□《あく》の区別がつかない。

脳チャレ!

「ひ」の元になった漢字は、①比 ②非のどちら?

98ページの答え ①乱暴 ②たのしみ ③すきま ④おび ⑤ぞうり ⑥散財 ⑦義理

言葉トレ

# 092日目

学習日　月　日

笑うことも脳によいです

目標 2分

かかった時間　分　秒

正答数　/8

漢字は「国の名前」です。「候補」から読みがなを選んで書きましょう。

①羅馬尼亜（　　　）

②瑞西（　　　）

③露西亜（　　　）

④阿富汗斯坦（　　　）

⑤新嘉坡（　　　）

⑥玖馬（　　　）

⑦瑞典（　　　）

⑧比律賓（　　　）

**候補**

アフガニスタン・キューバ・ルーマニア・スウェーデン・フィリピン・シンガポール・スイス・ロシア

**脳チャレ！**

①目端が利く　②目鼻が利く、正しいのはどちら？

99ページの答え　①しゅんびん　②にごる　③たんせい　④きゃくほん　⑤へいがい　⑥歴史　⑦誤解　⑧列島　⑨縦断　⑩飼育

脳チャレの答え　②変異

きちんと朝ごはんは食べましょう

学習日 月 日

目標 2分

かかった時間 分 秒

正答数 /7

**次の文章を声に出して読みましょう。**
**——線は読みがなを、カタカナは漢字を書きましょう。**

飛行船は始めその①両翼を静かに動かしながら②徐々に③ジョウショウしつつあったが、次第にその速力《そくりょく》を早めて来た、秋山男爵は東の方へ、雲《くも》井《い》文彦《ふみひこ》は西の方へと④針路を取って進んで行く。

⑤刻一刻地上の者は次第に小くなって遂《つい》には、一番高い山の⑥頂さえ見えなくなって終った後は、四面ただ漠々《ばくばく》として、いずれを見てもただ雲ばかり、両方の飛行船すら如何なる⑦キョリを以て進んでいるやら、形も姿も見えない。

押川春浪「月世界競争探検」

① （　　）
② （　　）
③ じょう しょう
④ （　　）
⑤ （　　）
⑥ （　　）
⑦ きょ り

100ページの答え　①せいじゃく　②ぜひとも　③いっしょ　④にくむ　⑤せいりょく　⑥遺伝子　⑦研究　⑧単純　⑨間違　⑩善悪

脳チャレの答え　①比

笑顔でいることでハッピーな気分に！

学習日　月　日

目標 1分

かかった時間　分　秒

正答数　/10

―線は読みがなを、□には漢字を書きましょう。

① 抵抗がある。（　　）

② 漆塗りの工房を見学した。（　　）

③ この国にだけ生息する生物だ。（　　）

④ カエルは哺乳類ではない。（　　）

⑤ 第三者委員会を設置する。（　　）

⑥ □《じゅん》□《ばん》を守ろう。

⑦ 多くの人が□《なら》ぶ。

⑧ □《う》□《ちゅう》を探査する衛星だ。

⑨ □《りん》□《じ》の便を増発した。

⑩ 君の気持ちを□《そん》□《ちょう》するよ。

脳チャレ！
「素麺」の読みは、①そうめん ②ラーメンのどちら？

101ページの答え ①ルーマニア ②スイス ③ロシア ④アフガニスタン ⑤シンガポール ⑥キューバ ⑦スウェーデン ⑧フィリピン



脳チャレの答え ①目端が利く

基礎トレ

# 095日目

ふとした空き時間に脳トレ！

学習日　月　日

目標 1分

かかった時間　分　秒

正答数　/ 10

――線は読みがなを、□には漢字を書きましょう。

① 沈黙を破り口を開いた。（　　）

② 事件の核心に迫る。（　　）

③ 軟弱な性格を直したい。（　　）

④ 貿易摩擦が生じた。（　　）

⑤ 薔薇色に染まる。（　　）

⑥ 草津の□□《おんせん》へ行く。

⑦ □《おうぎ》で風を送る。

⑧ □□《そふ》の代から続く店です。

⑨ □□《しんちょう》が伸びた。

⑩ □□□《きちょうひん》を保管する。

脳チャレ！

「ケ」の元になった漢字は、①毛　②介のどちら？

102ページの答え　①りょうよく　②じょじょ　③上昇　④しんろ　⑤こくいっこく　⑥いただき　⑦距離

パズル

# 096日目

ご近所の人と話してみましょう

学習日　月　日

目標 3分

かかった時間　分　秒

「候補」の漢字をマスに当てはめて、熟語が重なりつながるクロスワードを作ってください。

候補

家 画 外 学 官
九 形 行 情 正
生 団 長 手 品
物 類

| | | | | | | | |
|---|---|---|---|---|---|---|---|
| 海 | | 旅 | | ■ | 不 | | 解 |
| ■ | 交 | ■ | 商 | | ■ | 攻 | ■ |
| | | 鳥 | ■ | 財 | | 法 | 人 |
| 州 | ■ | | 語 | ■ | 体 | ■ | |
| ■ | 好 | ■ | | 校 | ■ | 地 | 味 |
| 実 | | 大 | ■ | | 方 | | ■ |
| 用 | ■ | 小 | | 先 | ■ | 図 | |
| | 位 | ■ | 中 | | 代 | ■ | 像 |

脳チャレ!

「完遂」の読みは、①かんつい ②かんすいのどちら?

103ページの答え ①ていこう ②うるしぬり ③せいそく ④ほにゅうるい ⑤せっち ⑥順番 ⑦並 ⑧宇宙 ⑨臨時 ⑩尊重

脳チャレの答え ①そうめん

基礎トレ

# 097日目

お部屋の空気はまめに換気しましょう

学習日　　月　　日

目標　1分

かかった時間　　分　　秒

正答数　　／10

——線は読みがなを、□には漢字を書きましょう。

① 容赦なく追及する。（　　）

② 浅瀬をたどって川を渡った。（　　）

③ 発言に違和感を覚えた。（　　）

④ 皆が一斉にしゃべりだした。（　　）

⑤ 但し書きをしっかり読もう。（　　）

⑥ 銀行にお金を□《あず》ける。

⑦ □《えい》□《よう》たっぷりの食品です。

⑧ 保険で損害を□《おぎな》う。

⑨ □《はん》□《しゃ》的に身をかわした。

⑩ □《くち》□《べに》の色が気に入らない。

脳チャレ!

①指適　②指摘、正しいのはどちら?

104ページの答え　①ちんもく　②せまる　③なんじゃく　④まさつ　⑤ばらいろ　⑥温泉　⑦扇　⑧祖父　⑨身長　⑩貴重品

脳チャレの答え　②介

言葉トレ

# 098日目

学習日　月　日

寝る前には歯磨きを

目標 1分

かかった時間　分　秒

正答数　/4

違う言葉なのに意味がほぼ同じ言葉の関係を「同義語」といいます。「候補」の漢字をマスに当てはめて、「同義語」になるようにしてください。「候補」には、使わない漢字一字が混ざっています。

**候補**

突　力　責
意　定　任
覚　規　献

① 規□＝□則
物事を一定の形に定めること。

② 責□＝□務
立場上当然負わなければならない任務や義務。

③ 尽□＝□身
他人やある物事のために、わが身を犠牲にして尽くすこと。

④ 不□＝□然
思いがけないことが急に起こるさま。

**脳チャレ!**
「そ」の元になった漢字は、①曽　②祖のどちら?

105ページの答え

| | | | | | | | |
|---|---|---|---|---|---|---|---|
| 海 | 外 | 旅 | 行 | ■ | 不 | 正 | 解 |
| ■ | 交 | ■ | 商 | 家 | ■ | 攻 | ■ |
| 九 | 官 | 鳥 | ■ | 財 | 団 | 法 | 人 |
| 州 | ■ | 類 | 語 | ■ | 体 | ■ | 情 |
| ■ | 好 | ■ | 学 | 校 | ■ | 地 | 味 |
| 実 | 物 | 大 | ■ | 長 | 方 | 形 | ■ |
| 用 | ■ | 小 | 手 | 先 | ■ | 図 | 画 |
| 品 | 位 | ■ | 中 | 生 | 代 | ■ | 像 |

脳チャレの答え　②かんすい

基礎トレ

# 099日目

学習日　月　日

あと1日で100日！

目標 1分

かかった時間　分　秒

正答数　/10

——線は読みがなを、□には漢字を書きましょう。

① 能ある鷹は爪を<u>隠す</u>。（　　）

② <u>一念発起</u>して勉学に励む。（　　）

③ 汚職事件が町の<u>汚点</u>になった。（　　）

④ <u>真珠</u>のネックレスをする。（　　）

⑤ 彼は<u>大股</u>でゆっくり歩く。（　　）

⑥ 器械□《たい》□《そう》の選手になる。

⑦ □《ふく》□《そう》に清潔感がある。

⑧ □《じ》□《たく》を改装する。

⑨ □《しょう》□《ぼう》□《しょ》に火事を通報した。

⑩ 自らの□《たい》□《けん》を語る。

脳チャレ！

①熱にうなされる　②熱に浮かされる、正しいのはどちら？

106ページの答え　①ようしゃ　②あさせ　③いわかん　④いっせい　⑤ただし　⑥預　⑦栄養　⑧補　⑨反射　⑩口紅

脳チャレの答え　②指摘

音読トレ

# 100日目

学習日　月　日

100日達成！引き続き頑張っていきましょう！

目標 2分

かかった時間　分　秒

正答数　/7

次の文章を声に出して読みましょう。
――線は読みがなを、カタカナは漢字を書きましょう。

ジョバンニはいっさんに丘《おか》を走って下りました。まだ夕ごはんをたべないで待《ま》っているお母さんのことが①ムネいっぱいに思いだされたのです。どんどん黒い松の林の中を通って、それからほの白い牧場《ぼくじょう》の②サクをまわって、さっきの入口から暗《くら》い③牛舎の前へまた来ました。そこには④ダレかがいま帰ったらしく、さっきなかった一つの車が何かの⑤樽を二つ載《の》っけて⑥オいてありました。
「今晩《こんばん》は」ジョバンニは⑦サケびました。

宮沢賢治「銀河鉄道の夜」

① むね
② さく
③
④ だれ
⑤
⑥ お
⑦ さけ

107ページの答え　①規定≒規則　②責任≒責務　③尽力≒献身　④不意≒突然



脳チャレの答え　①曽

学習日　月　日

200日を目指していきましょう

目標 30秒

かかった時間　分　秒

正答数　/10

――線は読みがなを、□には漢字を書きましょう。

① 勉強する環境を整える。（　　）

② 疲れたので休憩をとる。（　　）

③ できる範囲のことをしよう。（　　）

④ 高い倫理観が必要だ。（　　）

⑤ 零細企業が増えている。（　　）

⑥ □《がく》□《しゅう》用の参考書を買う。

⑦ 放った矢が的を□《い》る。

⑧ 自分の上司を□《うやま》う。

⑨ □《ねん》□《りょう》はたっぷりある。

⑩ □《ほ》□《きゅう》する物資が足りない。

脳チャレ！

「蚕豆」の読みは、①えだまめ　②そらまめのどちら？

108ページの答え　①かくす　②いちねんほっき　③おてん　④しんじゅ　⑤おおまた　⑥体操　⑦服装　⑧自宅　⑨消防署　⑩体験

脳チャレの答え　②熱に浮かされる

基礎トレ

# 102日目

学習日　月　日

面白いアプリで遊んでみませんか?

目標 1分

かかった時間　分　秒

正答数　/10

線は読みがなを、□には漢字を書きましょう。

① 便宜をはかる。（　　）

② 宛先が違うハガキが届いた。（　　）

③ 才色兼備の花嫁。（　　）

④ 焼酎の水割りを飲む。（　　）

⑤ 景色のいい展望台です。（　　）

⑥ □《あっ》□《かん》のラストシーンだ。

⑦ □《えん》□《ぎ》のうまい役者です。

⑧ □《ふ》□《しょう》して手当てを受けた。

⑨ 家具の□《すん》□《ぽう》を測った。

⑩ □《しゅく》□《しゃく》□《ず》を作る。

脳チャレ!

「ミ」の元になった漢字は、①美 ②三のどちら?

109ページの答え ①胸 ②柵 ③ぎゅうしゃ ④誰 ⑤たる ⑥置 ⑦叫

心に響く言葉はありますか？

学習日　　月　　日

目標 1分

かかった時間　　分　　秒

正答数　　／5

マス目には同じ読み「かいほう」になる二字熟語が入ります。言葉の意味をヒントに「候補」の漢字をマス目に当てはめて、5つの二字熟語を書き分けてください。

候補

報　介　解　放
抱　解　方　快
　　　　法　会

①
⇓
病人・けが人・酔っぱらいなどの世話をすること。看護。

②
⇓
会の現状・活動記録・運営方針などを会員に報告するための印刷物のこと。

③
⇓
病気や傷がだんだん治ってくること。「病状が―に向かう」。

④
⇓
束縛、制限されたりしているものを、ときはなして自由にすること。

⑤
⇓
数学で、問題を解く手順。「方程式の―」。

脳チャレ！
「間髪いれず」の読みは、①かんはついれず ②かんぱついれずのどちら？

110ページの答え　①かんきょう　②きゅうけい　③はんい　④りんりかん　⑤れいさいきぎょう　⑥学習　⑦射　⑧敬　⑨燃料　⑩補給

脳チャレの答え　②そらまめ

基礎トレ

# 104日目

学習日　月　日

生活リズムは大切です

目標 30秒

かかった時間　分　秒

正答数　/10

――線は読みがなを、□には漢字を書きましょう。

① 窓から外を眺める。（　　）

② 澄んだ瞳で見つめられた。（　　）

③ 白黒は法廷でつけよう。（　　）

④ 将来の抱負を語った。（　　）

⑤ ご褒美をもらう。（　　）

⑥ ストーブで□《あたた》める。

⑦ 書類を□□《さくせい》する。

⑧ □□《きろく》的な猛暑が続いた。

⑨ 長さを□《ちぢ》める。

⑩ □□《くうふく》で力が入らないよ。

脳チャレ！
赤の他人の「赤」の語源は、①明らかな　②赤面するようなのどちら？

111ページの答え　①べんぎ　②あてさき　③さいしょくけんび　④しょうちゅう　⑤けしき　⑥圧巻　⑦演技　⑧負傷　⑨寸法　⑩縮尺図



脳チャレの答え　②三

基礎トレ

# 105日目

待ち時間を有効活用！

学習日 月 日

目標 1分

かかった時間 分 秒

正答数 /10

――線は読みがなを、□には漢字を書きましょう。

① 道の傍らで休む。（　　）

② 親睦会が開かれた。（　　）

③ 銘柄を指定する。（　　）

④ 「頑張るぞ」が彼の口癖だ。（　　）

⑤ 猿が人の仕草を真似る。（　　）

⑥ □□《ろうどく》する本が決まらない。

⑦ □□《とうぶん》が多い菓子だ。

⑧ □□《こくもつ》を倉庫に貯蔵する。

⑨ 製品を大量に□□《せいさん》する。

⑩ つま先立ちで□□《せの》びする。

脳チャレ！

「ち」の元になった漢字は、①千 ②知のどちら？

112ページの答え ①介抱 ②会報 ③快方 ④解放 ⑤解法

脳チャレの答え ①かんはついれず

言葉トレ

# 106日目

学習日 月 日

好きな小説はなんですか?

目標 1分

かかった時間 分 秒

正答数 /4

違う言葉なのに意味がほぼ同じ言葉の関係を「同義語」といいます。「候補」の漢字をマスに当てはめて、「同義語」になるようにしてください。「候補」には、使わない漢字一字が混ざっています。

**候補**

一 本 長
短 点 外
基 涯 案

① 意□=□外
思いがけないこと。予想と食い違うこと。

② 基□=□礎
判断・行動・方法などのよりどころとなる大もと。

③ 生□=□生
この世に生きている間。命のある限り。

④ 欠□=□所
他のものと比べて劣っているところ。

脳チャレ!
「胡麻」の読みは、①ごま ②こしょうのどちら?

113ページの答え ①ながめる ②すんだ ③ほうてい ④ほうふ ⑤ごほうび ⑥暖 ⑦作成 ⑧記録 ⑨縮 ⑩空腹

脳チャレの答え ①明らかな

基礎トレ

# 107日目

学習日　　月　　日

目標時間を意識して

目標 30秒

かかった時間　　分　　秒

正答数　　/ 10

——線は読みがなを、□には漢字を書きましょう。

① 新しい店舗を作りました。（　　　　）

② あわてず悠然とかまえる。（　　　　）

③ 追及の矛先がこちらに来た。（　　　　）

④ 斬新なアイデアを出す。（　　　　）

⑤ 魚介類を食べる。（　　　　）

⑥ □《ふっ》□《きん》を鍛える。

⑦ 売り場に□《れつ》ができる。

⑧ 強い風で髪が□《みだ》れる。

⑨ □《げき》□《てき》な逆転で勝利した。

⑩ 技術が□《しん》□《ぽ》する。

**脳チャレ!**

①台風一過　②台風一家、
正しいのはどちら？

114ページの答え　①かたわら　②しんぼくかい　③めいがら　④くちぐせ　⑤まねる　⑥朗読　⑦糖分　⑧穀物　⑨生産　⑩背伸

脳チャレの答え　②知

基礎トレ

# 108日目

学習日　　月　　日

簡単でしたか?

目標 1分

かかった時間　　分　　秒

正答数　　/10

——線は読みがなを、□には漢字を書きましょう。

① その部品の名称はなんですか。（　　）

② 二人の関係に亀裂が走る。（　　）

③ 風鈴が揺れている。（　　）

④ バイオリンの音色が響く。（　　）

⑤ 代表チームに召集された。（　　）

⑥ □□《しゅうい》の影響を受けやすい。

⑦ □□《ひはん》されても平気だ。

⑧ 地球の□□□《おんだんか》が心配だ。

⑨ □《ふせ》ぐ手立てはないものか。

⑩ 富士山が□□《はいけい》の写真だ。

脳チャレ!
「乾酪」の読みは、①チーズ ②バターのどちら?

115ページの答え　①意外≒案外　②基本≒基礎　③生涯≒一生　④欠点≒短所



脳チャレの答え　①ごま

## パズル 109日目

矢印の方向に読むと二字熟語ができるように、中央のマスに漢字を当てはめてください。当てはめた漢字で三字熟語を考えて、下にあるマスに書いてみましょう。

| | | | | | | |
|---|---|---|---|---|---|---|
| 鋭 ↘ | | | 流 ↓ | | | ↗ 質 |
| 直 → | □ | ― | □ | ― | □ | → 度 |
| 触 ↗ | | | ↓ 漠 | | | ↘ 蜜 |

三字熟語 □□□

学習日　月　日

負荷の高い運動に挑戦しましょう

目標 1分

かかった時間　分　秒

---

## パズル 110日目

「候補」の漢字をマスに当てはめて4つの四字熟語を作ってください。

| ① | ② | ③ | ④ |
|---|---|---|---|
| 実 | | | |
| | 用 | | 案 |
| | | | |
| | | 新 | |

**候補**

維 金 継 庫 紙 治
況 信 中 答 明 用

学習日　月　日

目をつむって深呼吸

目標 2分

かかった時間　分　秒

116ページの答え　①てんぽ　②ゆうぜん　③ほこさき　④ざんしん　⑤ぎょかいるい　⑥腹筋　⑦列　⑧乱　⑨劇的　⑩進歩

脳チャレの答え　①台風一過

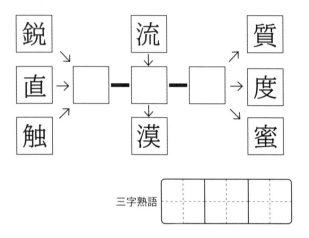

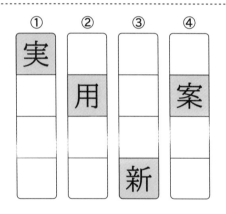

言葉トレ

# 111日目

顔を洗ってすっきりしましょう

学習日　月　日

目標 3分

かかった時間　分　秒

次の言葉をすべて使って、短文を作りましょう。

① 定年　鳥　濁さず

ヒント「飛ぶ鳥跡を濁さず」は誤りです。

② 不正　明るみ　責任

ヒント「明るみになる」は誤りです。

脳チャレ!

「リ」の元になった漢字は、①利　②李のどちら?

117ページの答え　①めいしょう　②きれつ　③ふうりん　④ねいろ　⑤しょうしゅう　⑥周囲　⑦批判　⑧温暖化　⑨防　⑩背景



脳チャレの答え　①チーズ

基礎トレ

# 112日目

老化をストップ!

学習日 月 日

目標 1分

かかった時間 分 秒

正答数 /10

――線は読みがなを、□には漢字を書きましょう。

① 哀れむ必要はないよ。（　　）

② 苗床に種をまきました。（　　）

③ 恋人宛てに手紙を書く。（　　）

④ 神をも畏れぬ振る舞いだ。（　　）

⑤ 湖畔に別荘を建てる。（　　）

⑥ □《こう》□《しゅう》の面前で殴られた。

⑦ 荷物が□《ぶ》□《じ》に着きました。

⑧ 学生□《しょ》□《くん》の奮起に期待する。

⑨ □《けん》□《とう》むなしく敗戦した。

⑩ 頭の中が□《こん》□《らん》している。

脳チャレ!

「帰依」の読みは、①きい ②きえのどちら?

118ページの答え
109日目　角砂糖
110日目　①実況中継　②信用金庫　③明治維新　④答案用紙

基礎トレ

# 113日目

学習日　月　日

努力の証！

目標 1分

かかった時間　分　秒

正答数　/10

――線は読みがなを、□には漢字を書きましょう。

① 失恋した友人を慰める。（　　）

② 糸で縫合する。（　　）

③ 豊潤な味わいのフルーツね。（　　）

④ みめ麗しい女性だ。（　　）

⑤ 彼との交渉は円滑に進んだ。（　　）

⑥ □□□《こうすいりょう》の多い梅雨でした。

⑦ 神棚に花を□《そな》える。

⑧ 旅行への出発が□《の》びた。

⑨ □□《ようふく》の趣味が合わない。

⑩ 物を□□《しゅうのう》する。

脳チャレ！

①紫色部　②紫式部、正しいのはどちら？

119ページの答え

① 例 定年を迎えた彼の引き継ぎ業務は、立つ鳥跡を濁さずの姿勢だ。

② 例 長年にわたる不正が明るみに出て、経理担当者の責任が問われた。

脳チャレの答え　①利（利の右側部分）

パズル
# 114日目

学習日
月
日

一日の計は朝にあり

目標 3分

かかった時間
分 秒

「候補」の漢字をマスに当てはめて、9つの三字熟語を作ってください。そのとき、太い線でつながれた2つのマスには、同じ漢字を入れてください。

**候補**

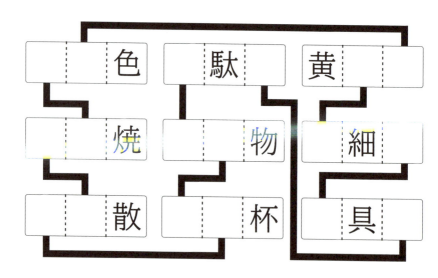

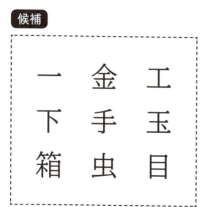

| | | |
|---|---|---|
| 一 | 金 | 工 |
| 下 | 手 | 玉 |
| 箱 | 虫 | 目 |

| | | |
|---|---|---|
| □□色 | □駄□ | 黄□□ |
| □□焼 | □□物 | □細□ |
| □□散 | □□杯 | □具□ |

120ページの答え ①あわれむ ②なえどこ ③あて ④おそれぬ ⑤こはん ⑥公衆 ⑦無事 ⑧諸君 ⑨健闘 ⑩混乱

脳チャレの答え ②きえ

基礎トレ

# 115日目

学習日　月　日

体操してみましょう

目標 1分

かかった時間　分　秒

正答数　／10

――線は読みがなを、□には漢字を書きましょう。

① 顎を丈夫にするガム。（　　）

② 部屋に籠もる。（　　）

③ 疑心暗鬼に過ぎない。（　　）

④ 友達からのメールに返信した。（　　）

⑤ 歌人が和歌を詠む。（　　）

⑥ 法律が□《かい》□《せい》される。

⑦ サービスを□《てい》□《きょう》する。

⑧ 駅への□《みち》□《すじ》を尋ねる。

⑨ □《きも》を冷やした。

⑩ 未納の□《かい》□《ひ》を払う。

脳チャレ!

①素人はだし　②玄人はだし、正しいのはどちら？

121ページの答え　①なぐさめる　②ほうごう　③ほうじゅん　④うるわしい　⑤えんかつ　⑥降水量　⑦供　⑧延　⑨洋服　⑩収納



脳チャレの答え　②紫式部

言葉トレ

# 116日目

何歳になってもチャレンジしてみましょう!

学習日　月　日

目標 1分

かかった時間　分　秒

正答数　/8

ここに並ぶ二字熟語は異なる読み方ができます。言葉の意味をヒントにして、その読み方を2つずつひらがなで書いてください。

## 金星

①（　　　）平幕の力士が横綱を倒したときの勝ち星。大きな手柄。

②（　　　）太陽系の2番目の惑星。太白（たいはく）。ビーナス。

## 黒子

③（　　　）表に出ないで物事を処理する人。陰で支える人。

④（　　　）皮膚にみられる黒褐色のアザ。アズキ大までのもの。

## 気質

⑤（　　　）気だて。気性。「母方から流れる芸術家の―」。

⑥（　　　）職業・環境などが同じ人に見られる、特有の気風。

## 分別

⑦（　　　）物事の善悪・損得などをよく考えること。

⑧（　　　）種類によって分け区別すること。

脳チャレ!
「叉焼」の読みは、①サラミ　②チャーシューのどちら?

122ページの答え

| | | |
|---|---|---|
| 玉虫色 | 下駄箱 | 黄金虫 |
| 目玉焼 | 下手物 | 金細工 |
| 一目散 | 手一杯 | 工具箱 |

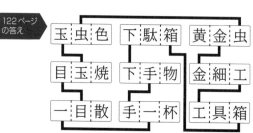

基礎トレ

# 117日目

軽い運動も大切です

学習日　月　日

目標　1分

かかった時間　分　秒

正答数　/10

――線は読みがなを、□には漢字を書きましょう。

① 卑屈になるな。（　　）

② 紆余曲折を経てまとまる。（　　）

③ 翻訳された小説を読む。（　　）

④ 排他的な集団でなじめない。（　　）

⑤ 海岸線が湾曲しているね。（　　）

⑥ 和楽器の□□□《えんそうかい》があった。

⑦ □□《じじつ》無根の罪に問われた。

⑧ □《こと》なる考えにも理解を示す。

⑨ 好きな人の色に□《そ》まる。

⑩ □□□《かんごし》になる勉強をする。

脳チャレ！

「ヲ」の元になった漢字は、①緒　②乎のどちら？

123ページの答え ①あご　②こもる　③ぎしんあんき　④へんしん　⑤よむ　⑥改正　⑦提供　⑧道筋　⑨肝　⑩会費



脳チャレの答え　②玄人はだし

雨の日も出かけてみましょう

学習日　月　日

目標 2分

かかった時間　分　秒

正答数　/7

**次の文章を声に出して読みましょう。**
**――線は読みがなを、カタカナは漢字を書きましょう。**

阿部一族は評議①の末、このたび先代一週忌の法会②のために下向《げこう》して、まだ逗留③している天祐《てんゆう》和尚《おしょう》にすがることにした。市太夫は和尚の旅館に往《い》って一部シジュウ④を話して、権兵衛《ごんべえ》に対する上の処置をケイゲン⑤してもらうように頼んだ。和尚はつくづく聞いて言った。承れば⑥御一家のお成行《なりゆ》き気の毒千万である。しかし上の御政道《ごせいどう》に対してかれこれ言うことは出来ない。ただ権兵衛殿に死を賜わる⑦となったら、きっと御助命《ごじょめい》を願って進ぜよう。

森鴎外「阿部一族」

①

②

③

④ し　じゅう

⑤ けい　げん

⑥

⑦

124ページの答え　①きんぼし　②きんせい　③くろこ　④ほくろ　⑤きしつ　⑥かたぎ　⑦ふんべつ　⑧ぶんべつ

脳チャレの答え　②チャーシュー

基礎トレ

# 119日目

学習日　月　日

フルーツを食べてみましょう

目標 1分

かかった時間　分　秒

正答数　/10

——線は読みがなを、□には漢字を書きましょう。

① 商品を卸す。（　）

② 穏便に事が運んだ。（　）

③ 感慨無量な面持ち。（　）

④ 小麦粉を水で溶く。（　）

⑤ 業界の重鎮と呼ばれている。（　）

⑥ □□《もくひょう》は高く持ちたい。

⑦ 自分勝手な行動は□《こま》る。

⑧ □□《はいく》には季語が必要です。

⑨ □□《しゅうきょう》を信じる。

⑩ □□《かいかく》が必要な組織だ。

脳チャレ！

「気障」の読みは、①きざ　②きしょうのどちら？

125ページの答え　①ひくつ　②うよきょくせつ　③ほんやく　④はいた　⑤わんきょく　⑥演奏会　⑦事実　⑧異　⑨染　⑩看護師



脳チャレの答え　②乎

基礎トレ

# 120日目

学習日　月　日

油断は禁物！

目標 1分

かかった時間　分　秒

正答数　/10

――線は読みがなを、□には漢字を書きましょう。

① 意気投合した二人。（　　）

② 貨幣を鋳造する。（　　）

③ 団塊の世代といわれてます。（　　）

④ 複雑な事情が絡む。（　　）

⑤ 冬用のブーツを履く。（　　）

⑥ 仕事が早く□《す》んだ。

⑦ □《こう》□《そう》ビルが立ち並ぶ。

⑧ □《よう》□《ち》な議論をするな。

⑨ □《たん》□《じょう》□《かい》に呼ばれました。

⑩ □《にっ》□《し》に今日の出来事を書く。

脳チャレ！

どら息子の「どら」の語源は、①打楽器のどら　②どら焼きのどちら？

126ページの答え　①ひょうぎ　②ほうえ　③とうりゅう　④始終　⑤軽減　⑥うけたまわれば　⑦たまわる

言葉トレ

# 121日目

学習日　月　日

若さは一日にしてならず

目標 2分

かかった時間　分　秒

正答数　/5

意味がまったく逆になる言葉の関係を「反対語」といいます。
「候補」の漢字をマスに当てはめて、それぞれ「反対語」になるようにしてください。

**候補**

動　備　由　産
安　束　受　出
和　戦

| | ① | ② | ③ | ④ | ⑤ |
|---|---|---|---|---|---|
| 上 | 平□ | 能□ | 難□ | 放□ | 自□ |
| | ⇕ | ⇕ | ⇕ | ⇕ | ⇕ |
| 下 | □争 | □動 | □産 | □蓄 | □縛 |

脳チャレ!

「や」の元になった漢字は、①矢　②也のどちら？

127ページの答え　①おろす　②おんびん　③かんがいむりょう　④とく　⑤じゅうちん　⑥目標　⑦困　⑧俳句　⑨宗教　⑩改革



脳チャレの答え　①きざ

効果は実感できましたか?

学習日　月　日

目標 2分

かかった時間　分　秒

正答数　/7

**次の文章を声に出して読みましょう。**
**——線は読みがなを、カタカナは漢字を書きましょう。**

鵙《もず》屋《や》の夫婦は娘春琴《しゅんきん》が失明以来だんだん①意地悪になるのに加えて②稽古が始まってから③粗暴な振舞《ふるまい》さえするようになったのを少からず案じていたらしいまことに娘が佐助という相手を得たことは善《よ》し悪《あ》しであった佐助が彼女の④キゲンを取ってくれるのは有難《ありがた》いけれども何事もご無理ごもっともで通す所から次第に娘を⑤ゾウチョウさせる結果になり将来どんなに⑥コンジョウのひねくれた女が出来るかも知れぬと⑦密かに胸を痛めたのであろう。

谷崎潤一郎「春琴抄」

① (　　)
② (　　)
③ (　　)
④ き げん
⑤ ぞう ちょう
⑥ こん じょう
⑦ (　　)

128ページの答え　①いきとうごう　②ちゅうぞう　③だんかい　④からむ　⑤はく
⑥済　⑦高層　⑧幼稚　⑨誕生会　⑩日誌

脳チャレの答え　①打楽器のどら

基礎トレ

# 123日目

湯舟につかって
ゆっくりしましょう

学習日　　月　　日

目標 1分

かかった時間　　分　　秒

正答数　　/ 10

——線は読みがなを、□には漢字を書きましょう。

① 養鶏場でブロイラーを育てる。（　　　）

② 深慮の末に決断をする。（　　　）

③ 反乱軍を掃討した。（　　　）

④ 発想が陳腐でつまらない。（　　　）

⑤ 無断での欠勤を戒める。（　　　）

⑥ □□《ちちおや》の誕生日。

⑦ 寝違えて□□《くびすじ》が痛い。

⑧ □□《かんばん》に偽りなしのうまさだ。

⑨ □□《しゅうにゅう》が去年より増えた。

⑩ □□《ぎろん》を重ねる。

脳チャレ!

正しいのはどちら？
①青田買い　②青田刈り、

129ページの答え　①平和⇔戦争　②能動⇔受動　③難産⇔安産　④放出⇔備蓄　⑤自由⇔束縛



脳チャレの答え　②也

基礎トレ

# 124日目

学習日　　月　　日

集中力を切らさずに

目標 1分

かかった時間　　分　　秒

正答数　　/10

——線は読みがなを、□には漢字を書きましょう。

① 問題は多岐にわたる。（　　）

② 自らの過ちを悔いる。（　　）

③ 答案が添削される。（　　）

④ 画廊で個展を開きました。（　　）

⑤ 両者の主張は大きく隔たる。（　　）

⑥ □《こん》□《なん》を乗り越えてきた。

⑦ 今年は□《い》□《じょう》に暑いぞ。

⑧ □《おや》□《こう》□《こう》をする。

⑨ □《ぼう》□《めい》したスパイを保護する。

⑩ □《こ》□《しょう》して車が動かない。

脳チャレ!

「炒飯」の読みは、①チャーハン ②ピラフのどちら？

130ページの答え ①いじわる ②けいこ ③そぼう ④機嫌 ⑤増長 ⑥根性 ⑦ひそか

パズル

# 125日目

ストレスの芽を摘みましょう

学習日　月　日

目標 3分

かかった時間　分　秒

「候補」の漢字をマスに当てはめて、熟語が重なりつながるクロスワードを作ってください。

**候補**

一　上　学　検　市
時　実　所　小　心
針　戦　大　代　駐
鉄　百

| | | | | | | | |
|---|---|---|---|---|---|---|---|
| 避 | 雷 | | ■ | 常 | ■ | 凡 | |
| 難 | ■ | 路 | | | 車 | ■ | 万 |
| | 用 | ■ | 陸 | ■ | | 事 | 長 |
| ■ | | 臓 | ■ | | 証 | ■ | 者 |
| | 棒 | ■ | | 物 | ■ | 都 | ■ |
| 器 | ■ | | 金 | ■ | | | 民 |
| | 刻 | 表 | ■ | | 計 | ■ | 俗 |
| 代 | ■ | 団 | 体 | | ■ | 科 | |

脳チャレ!

「テ」の元になった漢字は、①手 ②天のどちら?

131ページの答え　①ようけい　②しんりょ　③そうとう　④ちんぷ　⑤いましめる　⑥父親　⑦首筋　⑧看板　⑨収入　⑩議論



脳チャレの答え　①青田買い

学習日　月　日

誰かに手紙を書いてみませんか？

目標 1分

かかった時間　分　秒

正答数　/10

——線は読みがなを、□には漢字を書きましょう。

① 漫画を読んで大笑いした。（　　）
② 飢餓に苦しむ。（　　）
③ 創意工夫した作品。（　　）
④ 失恋の痛みが癒える。（　　）
⑤ 温泉が湧く。（　　）

⑥ お使いをして□□《だちん》をもらう。
⑦ □□《きょうど》料理を食べる。
⑧ □□《ほうしん》を決める。
⑨ 初詣で神社に□□《さんぱい》した。
⑩ □□□《れいぞうこ》にしまう。

脳チャレ！
「逆鱗」の読みは、①ぎゃくりん ②げきりんのどちら？

132ページの答え
①たき　②くいる　③てんさく　④がろう　⑤へだたる
⑥困難　⑦異常　⑧親孝行　⑨亡命　⑩故障

脳チャレの答え　①チャーハン

言葉トレ

# 127日目

学習日　月　日

集中力も養われます

目標 1分

かかった時間　分　秒

正答数　/8

ここに並ぶ二字熟語は異なる読み方ができます。言葉の意味をヒントにして、その読み方を2つずつひらがなで書いてください。

## 建立

①（　　　）寺院や堂・塔などを建てること。

②（　　　）築き上げること。打ち立てること。「国家を―する」。

## 人気

③（　　　）人々の気受け。世間一般の評判。

④（　　　）人のいるようす。人の気配。「―のない場所」。

## 最中

⑤（　　　）動作・状態などが、いちばん盛んな状態にあるとき。

⑥（　　　）もち米の粉を焼いた皮を2枚合わせて、中にあんを詰めたもの。

## 一見

⑦（　　　）一度見ること。ひととおり目を通すこと。

⑧（　　　）旅館や料理屋などの客がなじみでなく、初めてであること。

脳チャレ!

①応待　②応対、正しいのはどちら?

133ページの答え

| | | | | | | | |
|---|---|---|---|---|---|---|---|
| 避 | 雷 | 針 | ■ | 常 | ■ | 凡 | 百 |
| 難 | ■ | 路 | 上 | 駐 | 車 | ■ | 万 |
| 所 | 用 | ■ | 陸 | ■ | 検 | 事 | 長 |
| ■ | 心 | 臓 | ■ | 実 | 証 | ■ | 者 |
| 鉄 | 棒 | ■ | 大 | 物 | ■ | 都 | ■ |
| 器 | ■ | 代 | 金 | ■ | 小 | 市 | 民 |
| 時 | 刻 | 表 | ■ | 一 | 計 | ■ | 俗 |
| 代 | ■ | 団 | 体 | 戦 | ■ | 科 | 学 |

脳チャレの答え ②天

基礎トレ

# 128日目

学習日　月　日

計算ドリルもやってみませんか？

目標　1分

かかった時間　分　秒

正答数　/10

――線は読みがなを、□には漢字を書きましょう。

① 脅威を感じる。（　　）

② 子どもの将来を憂える。（　　）

③ 職務怠慢で罰せられた。（　　）

④ 名馬の誉れが高い。（　　）

⑤ 大胆不敵な作戦。（　　）

⑥ 絹の□《おり》□《もの》を買う。

⑦ □《つう》□《やく》を介して意見を交わした。

⑧ 機械を□《ぶん》□《かい》する。

⑨ まだ□《か》□《せつ》の域を出ない。

⑩ □《しょく》□《にん》が作る見事な工芸品。

脳チャレ！

「く」の元になった漢字は、①久　②句のどちら？

134ページの答え　①まんが　②きが　③そういくふう　④いえる　⑤わく　⑥駄賃　⑦郷土　⑧方針　⑨参拝　⑩冷蔵庫

脳チャレの答え　②げきりん

言葉トレ

# 129日目

学習日　月　日

脳チャレも楽しんでみよう

目標 1分

かかった時間　分　秒

正答数　/5

マス目には同じ読み「しんか」になる二字熟語が入ります。言葉の意味をヒントに「候補」の漢字をマス目に当てはめて、5つの二字熟語を書き分けてください。

**候補**

化　新　真　化
進　加　神　価
深　化

①
本当の値うち。物や人の持つ真の価値や能力。「—が問われる」。

②
物事の程度が、深まること。また、深めること。「対立が—する」。

③
事物が進歩して、よりすぐれたものや複雑なものになること。

④
新しく加えること。「国語辞典の改訂時に一万語を—する」。

⑤
自然物や特定の人間が神聖視され、神的なものとして崇拝されること。

**脳チャレ!**
①舌の先の乾かぬうちに
②舌の根の乾かぬうちに、
正しいのはどちら?

135ページの答え　①こんりゅう　②けんりつ　③にんき　④ひとけ　⑤さいちゅう　⑥もなか　⑦いっけん　⑧いちげん



脳チャレの答え　②応対

全問正解で気分爽快！

学習日　□月　□日

目標　1分

かかった時間　　分　　秒

正答数　　/10

―線は読みがなを、□には漢字を書きましょう。

① 殊更にあげつらうことでもない。（　　　）

② 海外へ赴任する。（　　　）

③ 真剣に取り組む。（　　　）

④ 必要にして且つ十分な条件だ。（　　　）

⑤ 直立不動で話を聞く。（　　　）

⑥ □□《けいせい》が逆転する。

⑦ □□《きそく》はきちんと守ろう。

⑧ □□□《ちゃくがんてん》のいい企画だ。

⑨ □□□《いばしょ》がない。

⑩ 道路を□□《おうだん》する。

**脳チャレ！**

「心太」の読みは、①かんぴょう　②ところてんの　どちら？

136ページの答え　①きょうい　②うれえる　③たいまん　④ほまれ　⑤だいたんふてき　⑥織物　⑦通訳　⑧分解　⑨仮説　⑩職人

脳チャレの答え　①久

基礎トレ

# 131日目

学習日　月　日

まだまだやれる！

目標 1分

かかった時間　分　秒

正答数　/ 10

――線は読みがなを、□には漢字を書きましょう。

① 神経がひどく衰弱している。（　　）

② 病を患う。（　　）

③ 輪郭がくっきりと見える。（　　）

④ なだらかな丘陵が続く。（　　）

⑤ 泥酔してしまった。（　　）

⑥ □□《ざつよう》を頼まれた。

⑦ 仕事の失敗を□《せ》める。

⑧ 一等地に□□《しんきょ》を建てたよ。

⑨ □□《びょうじょう》が改善し元気になる。

⑩ 関係が□□《あっか》する。

脳チャレ！

「ノ」の元になった漢字は、①之 ②乃のどちら？

137ページの答え　①真価　②深化　③進化　④新加　⑤神化



脳チャレの答え　②舌の根の乾かぬうちに

語彙力を養おう

学習日　月　日

目標 2分

かかった時間　分　秒

正答数　/7

次の文章を声に出して読みましょう。
――線は読みがなを、カタカナは漢字を書きましょう。

二十里に余る道を、市九郎は、山野の別なく唯一息に馳《は》せて、明くる日の昼下り、美濃国《みののくに》の大垣在《おおがきざい》の浄願寺《じょうがんじ》に駆け込んだ。彼は、①サイショからこの寺を志してきたのではない。彼の遁走《とんそう》の中途、②グウゼンこの寺の前に出た時、彼の③惑乱した懺悔《ざんげ》の心は、ふと④シュウキョウ的な⑤光明に縋《すが》ってみたいという気になったのである。

浄願寺は、美濃《みの》一円⑥真言宗の僧録であった。市九郎は、現往明遍大徳衲《げんおうみょうへんだいとくのう》の⑦ソデに縋って、懺悔の真《まこと》をいたした。

菊池寛「恩讐の彼方に」

① さい　しょ

② ぐう　ぜん

③

④ しゅう　きょう

⑤

⑥

⑦ そで

138ページの答え　①ことさら　②ふにん　③しんけん　④かつ　⑤ちょくりつふどう　⑥形勢　⑦規則　⑧着眼点　⑨居場所　⑩横断

脳チャレの答え　②ところてん

基礎トレ

# 133日目

元気よく挨拶してみましょう

学習日 月 日

目標 1分

かかった時間 分 秒

正答数 /10

――線は読みがなを、□には漢字を書きましょう。

① 悪事を謀る。（　　）

② これまでの意見を翻す。（　　）

③ 天真爛漫な男の子。（　　）

④ 条約を締結する。（　　）

⑤ 人を魅惑する美しさがある。（　　）

⑥ □□《しょうりゃく》した部分がある。

⑦ □□《せきにん》のある地位につく。

⑧ 意見が□□《ふくすう》出てきた。

⑨ 飲食店を□《いとな》む。

⑩ 事故を□□《みぜん》に防ぐ。

アドバイス

日常的に手を動かしていますか？　手を動かすことは脳の活性化につながります。

139ページの答え　①すいじゃく　②わずらう　③りんかく　④きゅうりょう　⑤でいすい　⑥雑用　⑦責　⑧新居　⑨病状　⑩悪化

脳チャレの答え　②乃（乃の左側部分）

基礎トレ

# 134日目

しらみつぶしにやってみよう

学習日　月　日

目標 1分

かかった時間　分　秒

正答数　/10

――線は読みがなを、□には漢字を書きましょう。

① もう少し辛抱をしたまえ。（　　）

② 人気画家の新作。（　　）

③ 山での狩猟が解禁となった。（　　）

④ 違法だが黙認されてきた。（　　）

⑤ 隣町との境界。（　　）

⑥ □□□《えいきゅうし》が生え揃ったよ。

⑦ □《すで》に収穫されていた。

⑧ □□《えんまん》に解決をしました。

⑨ □《こころよ》く引き受ける。

⑩ 部屋を□□《たいしゅつ》した。

脳チャレ!

「す」の元になった漢字は、①寸 ②素のどちら?

140ページの答え　①最初　②偶然　③わくらん　④宗教　⑤こうみょう　⑥しんごんしゅう　⑦袖

パズル

# 135日目

ふとした瞬間にひらめくかも

学習日
月
日

目標 3分

かかった時間
分 秒

「候補」の漢字をマスに当てはめて、9つの三字熟語を作ってください。そのとき、太い線でつながれた2つのマスには、同じ漢字を入れてください。

**候補**

| | | |
|---|---|---|
| 学 | 結 | 形 |
| 式 | 進 | 地 |
| 中 | 水 | 論 |

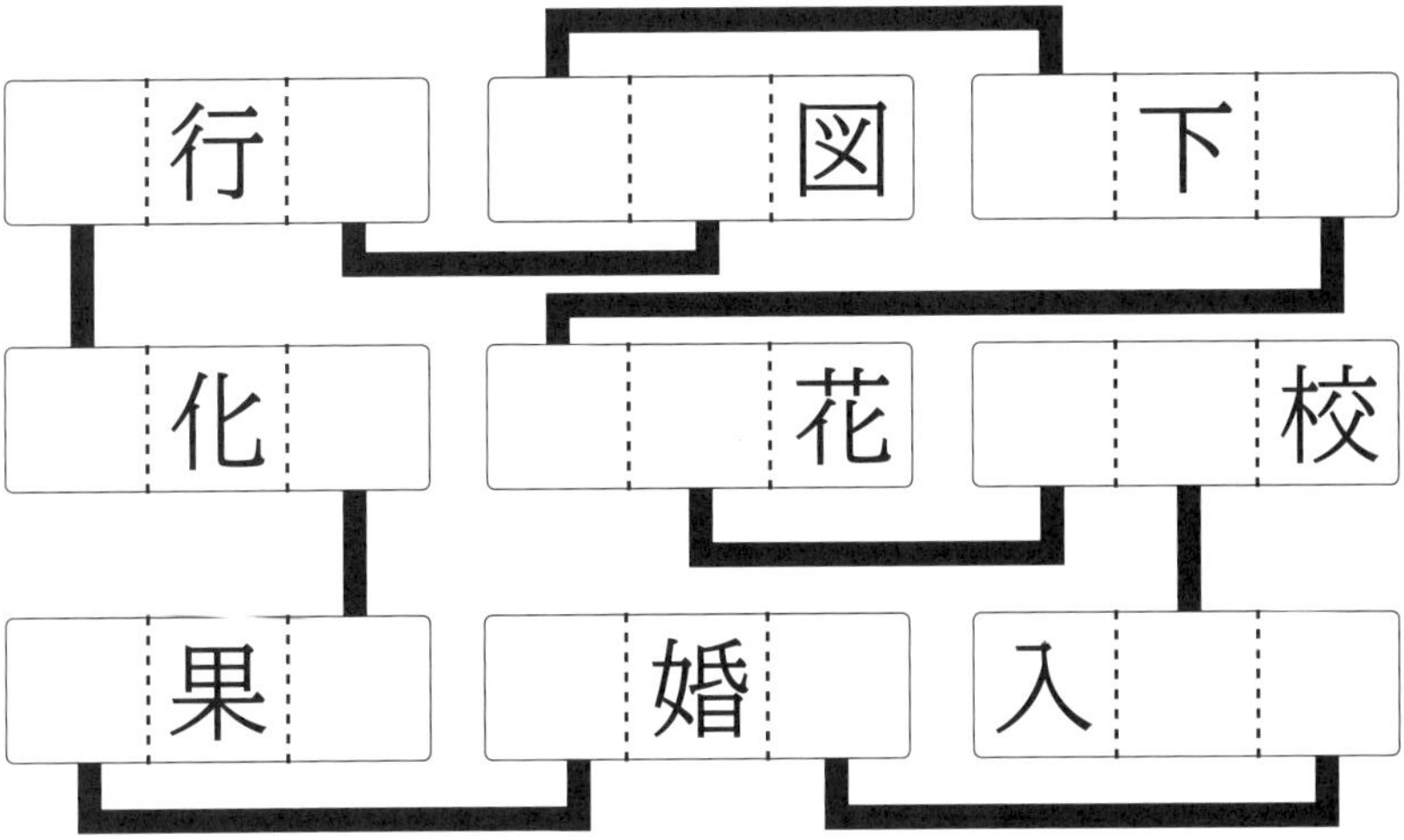


141ページの答え ①はかる ②ひるがえす ③てんしんらんまん ④ていけつ ⑤みわく ⑥省略 ⑦責任 ⑧複数 ⑨営 ⑩未然

基礎トレ

# 136日目

学習日
月
日
サクッと解いてみましょう

目標 1分
かかった時間
分 秒
正答数
/10

――線は読みがなを、□には漢字を書きましょう。

① ライバル同士の遺恨試合だ。
（　　　）

② 都市の近郊に家を建てた。
（　　　）

③ 失敗に鑑みる。
（　　　）

④ 必要なデータを抽出する。
（　　　）

⑤ よからぬことを企てる。
（　　　）

⑥ 名将が□《ひき》いる常勝軍団だ。

⑦ 雲一つない□□《かいせい》です。

⑧ □□《けんあく》なムードになってきた。

⑨ □□《くきょう》を救われる。

⑩ 難題に□□《ちょくめん》した。

脳チャレ!
「滑子」の読みは、①なめこ ②もずくのどちら？

142ページの答え
①しんぼう ②しんさく ③しゅりょう ④もくにん ⑤きょうかい
⑥永久歯 ⑦既 ⑧円満 ⑨快 ⑩退出

脳チャレの答え ①寸

言葉トレ

# 137日目

学習日　月　日

鼻歌を口ずさみながら

目標 1分

かかった時間　分　秒

正答数　/4

違う言葉なのに意味がほぼ同じ言葉の関係を「同義語」といいます。「候補」の漢字をマスに当てはめて、「同義語」になるようにしてください。「候補」には、使わない漢字一字が混ざっています。

候補

見　疑　問
借　債　範
催　促　手

① 疑□ ＝ □念
本当か、正しいかどうか、疑わしいこと。

② 模□ ＝ □本
見習うべきもの、こと、行為。

③ 督□ ＝ □促
約束の履行や物事の実行をうながすこと。

④ 負□ ＝ □金
金銭などを借りて、返済の義務を負うこと。

脳チャレ!
「セ」の元になった漢字は、①背 ②世のどちら？

143ページの答え

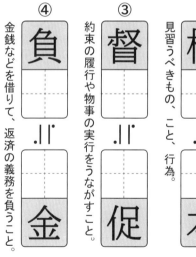

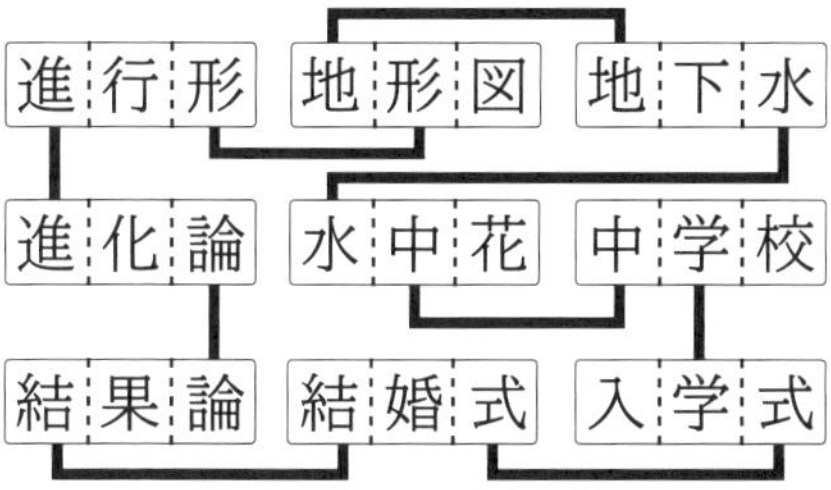

基礎トレ

# 138日目

学習日　月　日

こまめに運動をしましょう

目標 1分

かかった時間　分　秒

正答数　/10

——線は読みがなを、□には漢字を書きましょう。

① 日本では四という数字を忌む。（　）

② 物語が佳境に入る。（　）

③ 恩赦をうけ、釈放された。（　）

④ 窒素の元素記号はNです。（　）

⑤ 好物を飽きるほど食べたい。（　）

⑥ 横綱が□□《どひょう》入りする。

⑦ 予算を□《へ》らす。

⑧ 資料を□□《はいふ》する。

⑨ □《かめ》がやってくる海岸。

⑩ □□《さかいめ》がわかりにくいよ。

脳チャレ！

「古文書」の読みは、①こぶんしょ　②こもんじょ　のどちら？

144ページの答え　①いこん　②きんこう　③かんがみる　④ちゅうしゅつ　⑤くわだてる　⑥率　⑦快晴　⑧険悪　⑨苦境　⑩直面

脳チャレの答え　①なめこ

音読トレ

# 139日目

学習日　月　日

肥満は脳にとって悪影響

目標 2分

かかった時間　分　秒

正答数　/7

次の文章を声に出して読みましょう。
――線は読みがなを、カタカナは漢字を書きましょう。

同時に函館を①出帆した他の蟹工船《かにこうせん》は、何時の間にか離れ離れになってしまっていた。それでも思いっ切りアルプスの②絶頂に乗り上ったとき、③溺死者が両手を振っているように、揺られに揺られている二本のマストだけが遠くに見えることがあった。煙草《たばこ》の煙ほどの煙が、波とすれずれに吹きちぎられて、飛んでいた。……波浪《はろう》と④叫喚のなかから、確かにその船が鳴らしているらしい⑤キテキが、間を置いてヒュウ、ヒュウと聞えた。が、次の⑥シュンカン、こっちがアプ、アプでもするように、谷底に⑦テンラクして行った。

小林多喜二「蟹工船」

① ② ③ ④

⑤ き　て き

⑥ しゅん　かん

⑦ てん　らく

145ページの答え　①疑問≒疑念　②模範≒手本　③督促≒催促　④負債≒借金



脳チャレの答え　②世

言葉トレ

140日目

学習日　月　日

ストレッチしてリラックス！

目標 2分

かかった時間　分　秒

正答数　/8

漢字は「果物の名前」です。「候補」から読みがなを選んで書きましょう。

① 枇杷（　　）
② 柚子（　　）
③ 万寿果（　　）
④ 林檎（　　）
⑤ 檸檬（　　）
⑥ 李（　　）
⑦ 蜜柑（　　）
⑧ 酢橘（　　）

候補

ゆず・すもも・ぱぱいあ・りんご・れもん・みかん・びわ・すだち

脳チャレ!

「に」の元になった漢字は、①仁　②似のどちら？

146ページの答え　①いむ　②かきょう　③おんしゃ　④ちっそ　⑤あきる　⑥土俵　⑦減　⑧配布　⑨亀　⑩境目

脳チャレの答え　②こもんじょ

昨日より今日、今日より明日！

学習日　月　日

目標 30秒

かかった時間　分　秒

正答数　/10

——線は読みがなを、□には漢字を書きましょう。

① 作品を褒める。（　　）

② 三度目の栄冠に輝いた。（　　）

③ 無口で表情に乏しい男だ。（　　）

④ 卓抜した技能の持ち主だ。（　　）

⑤ 喫煙は所定の場所でどうぞ。（　　）

⑥ 障子を□《やぶ》る。

⑦ □《さい》□《てん》した答案を返す。

⑧ □《かん》□《しん》が薄く注目されない。

⑨ □《まず》しい家庭に育った。

⑩ 画家になることを□《こころざ》す。

脳チャレ！

①眉をしかめる　②顔をしかめる、正しいのはどちら？

147ページの答え　①しゅっぱん　②ぜっちょう　③できし　④きょうかん　⑤汽笛　⑥瞬間　⑦転落

基礎トレ

# 142日目

やらなければ終わらない

学習日 月 日

目標 1分

かかった時間 分 秒

正答数 / 10

——線は読みがなを、□には漢字を書きましょう。

① 図書館で本を閲覧する。（　　）

② 物語を紡ぐ。（　　）

③ 得意満面な料理人。（　　）

④ 平気な顔で人を欺く。（　　）

⑤ かわいい猫と戯れる。（　　）

⑥ □《しゅう》□《えき》の見込めない事業だ。

⑦ □《おん》□《がえ》しをする。

⑧ 休憩を□《はさ》む。

⑨ □《しょく》□《ば》の同僚と結婚した。

⑩ □《こと》を演奏する。

脳チャレ!

「鯣」の読みは、①たら ②するめのどちら?

148ページの答え ①びわ ②ゆず ③ぱぱいあ ④りんご ⑤れもん ⑥すもも ⑦みかん ⑧すだち

脳チャレの答え ①仁

言葉トレ

# 143日目

学習日 月 日

早起きは三文の徳

目標 1分

かかった時間 分 秒

正答数 /5

マス目には同じ読み「こうせい」になる二字熟語が入ります。言葉の意味をヒントに「候補」の漢字をマス目に当てはめて、5つの二字熟語を書き分けてください。

候補

公 正 厚 正
勢 後 生 攻
世 更

①
⇓
公平で偏っていないこと。「―を期す」「―な取引」。

②
⇓
敵に対し積極的に攻撃をしかけること。また、その態勢。

③
⇓
改めて正しくすること。まちがいを直すこと。

④
⇓
人々の生活を健康で豊かなものにすること。「福利―」。

⑤
⇓
自分たちの生きている時代の後に来る時代。

脳チャレ!

「ヤ」の元になった漢字は、①矢 ②也のどちら?

149ページの答え ①ほめる ②えいかん ③とぼしい ④たくばつ ⑤きつえん ⑥破 ⑦採点 ⑧関心 ⑨貧 ⑩志



脳チャレの答え ②顔をしかめる

基礎トレ

# 144日目

発想力の基礎作り

学習日　　月　　日

目標　1分

かかった時間　　分　　秒

正答数　　/ 10

——線は読みがなを、□には漢字を書きましょう。

① 事故で道路を封鎖する。（　　）

② 悪代官が領民を虐げる。（　　）

③ ナイフで裂傷をおった。（　　）

④ 葉が朽ちて落ちる。（　　）

⑤ 花の香りを嗅ぐ。（　　）

⑥ □《あさ》□《ばん》の寒さが身にしみる。

⑦ 大河小説の□《ぜん》□《かん》を読破した。

⑧ 太って□《ずん》□《どう》な体型になる。

⑨ □《くし》に刺して焼く。

⑩ □《くじら》が泳ぐ海域。

脳チャレ!

「言語道断」の読みは、①ごんごどうだん　②げんごどうだんのどちら？

150ページの答え ①えつらん　②つむぐ　③とくいまんめん　④あざむく　⑤たわむれる　⑥収益　⑦恩返　⑧挟　⑨職場　⑩琴

脳チャレの答え　②するめ

基礎トレ

# 145日目

学習日　月　日

今日はのんびりしてみよう

目標 1分

かかった時間　分　秒

正答数　/10

――線は読みがなを、□には漢字を書きましょう。

① 真理を窮める。（　　）

② 打線の中軸として活躍する。（　　）

③ 多数派の意見が採択された。（　　）

④ 田舎者と蔑むのはよくない。（　　）

⑤ 肉ばかりでは栄養が偏るよ。（　　）

⑥ □□《してん》を変えて考える。

⑦ 辞書で□□《ごげん》を調べよう。

⑧ □□《しきゅう》の中に赤ちゃんを宿す。

⑨ □□《むかしばなし》に花が咲く。

⑩ □□《かいだん》に手すりをつけた。

脳チャレ!

たかをくくるの「たか」の語源は、①背の高さ ②収穫高のどちら?

151ページの答え　①公正　②攻勢　③更正　④厚生　⑤後世



脳チャレの答え　②也

音読トレ

# 146日目

スピードを意識して！

学習日　月　日

目標 2分

かかった時間　分　秒

正答数　/7

次の文章を声に出して読みましょう。
――線は読みがなを、カタカナは漢字を書きましょう。

だが私が秋を好むのは、こうした一般的の理由以外に、①トクシュな個人的の意味もあるのだ。というのは、秋が②戸外の散歩に③テキしているからである。元来、私は④甚だ趣味や道楽のない人間である。釣魚《つり》とか、ゴルフとか、美術品の蒐集《しゅうしゅう》などという趣味娯楽は、私の全く知らないところである。碁《ご》、⑤ショウギの類は好きであるが、友人との⑥コウサイがない私は、めったに手合せする相手がないので、⑦ケッキョクそれもしないじまいでいる次第だ。

萩原朔太郎「秋と漫歩」

① とく しゅ

② 

③ てき

④ 

⑤ しょう ぎ

⑥ こう さい

⑦ けっ きょく

152ページの答え ①ふうさ　②しいたげる　③れっしょう　④くちて　⑤かぐ　⑥朝晩　⑦全巻　⑧寸胴　⑨串　⑩鯨

脳チャレの答え　①ごんごどうだん

基礎トレ

# 147日目

昨日の夕食思い出せますか?

学習日　月　日

目標 1分

かかった時間　分　秒

正答数　/10

――線は読みがなを、□には漢字を書きましょう。

① コンクールで佳作に選ばれた。（　　）

② 大空を仰ぎ見る。（　　）

③ 休憩を随時とってください。（　　）

④ 猛獣が大きく咆哮した。（　　）

⑤ 家の氏神様をあがめ奉る。（　　）

⑥ □□《もはん》的な生徒でした。

⑦ □□《かんせい》な通りに出た。

⑧ メダルは優勝の□《あかし》だ。

⑨ □□《ふんぱつ》して高価な品を買う。

⑩ 見る□□《かち》のある映画だよ。

脳チャレ!

「は」の元になった漢字は、①刃 ②波のどちら?

153ページの答え　①きわめる ②ちゅうじく ③さいたく ④さげすむ ⑤かたよる ⑥視点 ⑦語源 ⑧子宮 ⑨昔話 ⑩階段



脳チャレの答え ②収穫高

どんな音楽が好きですか？

学習日 　月　　日

目標 1分

かかった時間 　分　　秒

正答数 　/10

——線は読みがなを、□には漢字を書きましょう。

①受験に落ちて浪人が確定した。（　　）

②前例に倣う。（　　）

③自虐的になるな。（　　）

④詩を朗詠する。（　　）

⑤急に解雇を言い渡された。（　　）

⑥その言葉は今は使わない□□《しご》だ。

⑦空気を□□《あっしゅく》する。

⑧□□《はで》な衣装を着る。

⑨□□《こんざつ》した車内にうんざりだ。

⑩突然の要請に□□《こんわく》した。

脳チャレ!

①堂にいる　②堂にはいる、正しいのはどちら？

154ページの答え　①特殊　②こがい　③適　④はなはだ　⑤将棋　⑥交際　⑦結局

学習日 月 日

昨日を上回る！

目標 1分

かかった時間 分 秒

矢印の方向に読むと二字熟語ができるように、中央のマスに漢字を当てはめてください。当てはめた漢字で二字熟語を考えて、下にあるマスに書いてみましょう。

| | | | | | | | | |
|---|---|---|---|---|---|---|---|---|
| 青 ↘ | | ↗ 眠 | | 氷 ↘ | | ↗ 空 |
| 立 → | □ | → 菊 | | 降 → | □ | → 天 |
| 早 ↗ | | ↘ 分 | | 梅 ↗ | | ↘ 男 |

二字熟語 □□



学習日 月 日

パズルに挑戦！

目標 1分

かかった時間 分 秒

ひらがなは漢字の読みです。「候補」の漢字をマスに当てはめて、同じ読みで違う意味になる二字熟語を、2つずつ作ってください。

①

| | |
|---|---|
| □（ねん） | 燃 |
| 商《しょう》 | □ |

②

| | |
|---|---|
| □（かん） | 観 |
| 激《げき》 | □ |

③

| | |
|---|---|
| □（し） | 四 |
| 揮《き》 | □ |

④

| | |
|---|---|
| □（てん） | 点 |
| 示《じ》 | □ |

候補

感 劇 指 季 年 展 字 焼

155ページの答え ①かさく ②あおぎ ③ずいじ ④ほうこう ⑤たてまつる ⑥模範 ⑦閑静 ⑧証 ⑨奮発 ⑩価値



脳チャレの答え ②波

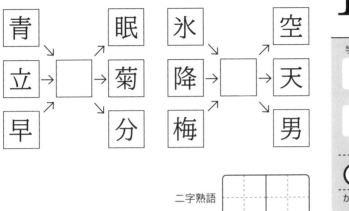

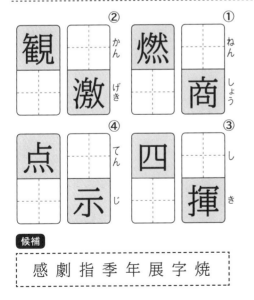

言葉トレ

# 151日目

手洗い　うがい
漢字ドリル

学習日　　月　　日

目標 3分

かかった時間　　分　　秒

次の言葉をすべて使って、短文を作りましょう。

① 治療　成功　公算

ヒント「公算が高い」は誤りです。

② 心変わり　理由　かしげる

ヒント「頭をかしげる」は誤りです。

脳チャレ！
「米粉」の読みは、①はるさめ　②ビーフンのどちら？

156ページの答え　①ろうにん　②ならう　③じぎゃく　④ろうえい　⑤かいこ　⑥死語　⑦圧縮　⑧派手　⑨混雑　⑩困惑

脳チャレの答え　①堂にいる

基礎トレ

# 152日目

学習日　月　日

毎日ポジティブに！

目標 1分

かかった時間　分　秒

正答数　／10

――線は読みがなを、□には漢字を書きましょう。

① 土台が安定している。（　）

② 先頭との距離が狭まる。（　）

③ 恭しく頭を下げる。（　）

④ 栄養のあるものを摂取しなさい。（　）

⑤ 家族で決めた合言葉。（　）

⑥ 彼が事件を□□《たんとう》する。

⑦ □□《はんろん》できない証拠が出た。

⑧ □□《いこつ》を墓に入れました。

⑨ □□《かんげき》のあまり泣き出した。

⑩ 山が□□《こうよう》で赤く染まる。

脳チャレ！
「口」の元になった漢字は、①路　②呂のどちら？

157ページの答え
149日目　春雨
150日目　①年商／燃焼　②感激／観劇　③指揮／四季　④展示／点字

基礎トレ

# 153日目

ひらめいた者勝ち!

学習日 月 日

目標 1分

かかった時間 分 秒

正答数 / 10

――線は読みがなを、□には漢字を書きましょう。

① 研究に没頭する。（　　）

② 遭難した人を救助する。（　　）

③ 相手の要求を受諾しました。（　　）

④ 洋室に絨毯《じゅうたん》を敷く。（　　）

⑤ 傾聴に値する意見ですね。（　　）

⑥ □《うら》□《おもて》のない素直な性格ね。

⑦ □《きん》□《む》の態度が不真面目だ。

⑧ □《げん》□《じゅう》に注意しておいた。

⑨ 記念切手を□《しゅう》□《しゅう》する。

⑩ □《あたい》□《せん》□《きん》の解決策。

**脳チャレ!**

草分けの「草」の語源は、①草も生えない荒地　②草深い土地のどちら?

158ページの答え
① 例 彼の考えた治療方法は、成功の公算が大きい。
② 例 彼女の突然すぎる心変わりの理由がわからず、首をかしげる。

脳チャレの答え ②ビーフン

音読トレ

# 154日目

身だしなみを整えて
お出かけしてみましょう

学習日　月　日

目標 2分

かかった時間　分　秒

正答数　／7

次の文章を声に出して読みましょう。
――線は読みがなを、カタカナは漢字を書きましょう。

私はこの頃①マイバンのようにあの押絵《おしえ》の夢ばかり見るので御座います。あの芳流閣《ほうりゅうかく》の一番頂上の真青な②屋根瓦の上に③跨って、銀色の刀を振り上げております犬塚信乃《いぬづかしの》の④凜々しい姿や、⑤厳めしい畠山重忠《はたけやましげただ》の前で琴を弾いております阿《あ》古屋《こや》の、色のさめたしおらしい姿を、繰返し繰返し夢に見るので御座います。それにつれて私のお父様の顔や、お母様の顔や、または生れてから十二年の間に住まっておりました⑥コキョウの家の⑦アリサマなぞが、幻燈《まぼろし》のように美しく、千切《ちぎ》れ千切れに見えて参ります。

夢野久作「押絵の奇蹟」

① まい　ばん
② （　　）
③ （　　）
④ （　　）
⑤ （　　）
⑥ こ　きょう
⑦ あり　さま

159ページの答え　①どだい　②せばまる　③うやうやしく　④せっしゅ　⑤あいことば　⑥担当　⑦反論　⑧遺骨　⑨感激　⑩紅葉

脳チャレの答え　②呂（呂の上の部分）

言葉トレ

# 155日目

学習日　月　日

どんどん賢くなります

目標 1分

かかった時間　分　秒

正答数　/8

日本でよく使われるカタカナ語を、日本語に直すとどんな言葉になるでしょうか。「候補」から選んで、漢字で書きましょう。

① 営業戦略のコンセプト。（　　）

② 火力と電力を使えるハイブリッド。（　　）

③ ハザードマップで避難所を確認。（　　）

④ 名車のプロトタイプ。（　　）

⑤ 食品開発はわが社のフロンティア。（　　）

⑥ ベンチャーが開発した新薬。（　　）

⑦ ポジティブな考え方で導く。（　　）

⑧ ポテンシャルの高い選手。（　　）

**候補**

ぼうさいちず・せっきょくてき・せんざいのうりょく・げんけい・きほんがいねん・ふくごうがた・しんぶんや・しんこうきぎょう

脳チャレ！

「ま」の元になった漢字は、①末 ②真のどちら？

160ページの答え ①ぼっとう ②そうなん ③じゅだく ④しく ⑤けいちょう ⑥裏表 ⑦勤務 ⑧厳重 ⑨収集 ⑩値千金

脳チャレの答え ②草深い土地

基礎トレ

# 156日目

学習日　　月　　日

進め！　前へ！

目標　1分

かかった時間　　分　　秒

正答数　　/ 10

――線は読みがなを、□には漢字を書きましょう。

① 現代は飽食の時代だ。（　　　）

② 恥ずかしそうに目を伏せる。（　　　）

③ 不穏な空気に包まれる。（　　　）

④ 果敢に攻めたが敗北した。（　　　）

⑤ 推薦の枠で入学できた。（　　　）

⑥ □《けい》□《ご》で話しなさい。

⑦ □《い》□《しょう》を新調する。

⑧ チームの□《しゅ》□《しょう》に選ばれた。

⑨ □《ほ》□《そく》したい説明がある。

⑩ □《は》□《へん》が飛び散り危険だ。

脳チャレ！

①飛ぶ鳥跡を濁さず　②立つ鳥跡を濁さず、正しいのはどちら？

161ページの答え　①毎晩　②やねがわら　③またがって　④りりしい　⑤いかめしい　⑥故郷　⑦有様

基礎トレ

# 157日目

学習日　月　日

脳力は着実にアップしています！

目標 1分

かかった時間　分　秒

正答数　/ 10

――線は読みがなを、□には漢字を書きましょう。

① 屈託のない笑顔。（　　）

② 催促の電話が鳴り響く。（　　）

③ 嵐が近づいてきた。（　　）

④ 僅かな可能性にかける。（　　）

⑤ 不用意な発言は慎むことだ。（　　）

⑥ □《さく》□《ばん》は大雨が降ったね。

⑦ □《あゆ》みをすすめる。

⑧ □《む》□《し》されて腹が立った。

⑨ □《おさな》□《な》□《じみ》に電話をかける。

⑩ □《なん》□《みん》が国境に押し寄せる。

脳チャレ！

「鹿尾菜」の読みは、①ひじき　②ぜんまいのどちら？

162ページの答え　①基本概念　②複合型　③防災地図　④原型　⑤新分野　⑥新興企業　⑦積極的　⑧潜在能力

脳チャレの答え　①末

言葉トレ

# 158日目

学習日　月　日

夕食は腹八分目で済ましましょう

目標 2分

かかった時間　分　秒

正答数　/5

意味がまったく逆になる言葉の関係を「反対語」といいます。「候補」の漢字をマスに当てはめて、それぞれ「反対語」になるようにしてください。

候補

寡　弁　下　長
解　隆　命　平
看　発

| | ① | ② | ③ | ④ | ⑤ |
|---|---|---|---|---|---|
| 上 | 難 | 短 | 沈 | 摘 | 多 |
| | ⇕ | ⇕ | ⇕ | ⇕ | ⇕ |
| 下 | 易 | 寿 | 起 | 過 | 黙 |

脳チャレ!

「エ」の元になった漢字は、①衣　②江のどちら?

163ページの答え　①ほうしょく　②ふせる　③ふおん　④かかん　⑤わく　⑥敬語　⑦衣装　⑧主将　⑨補足　⑩破片

脳チャレの答え　②立つ鳥跡を濁さず

基礎トレ

# 159日目

成果を実感できていますか?

学習日　月　日

目標　1分

かかった時間　分　秒

正答数　/10

――線は読みがなを、□には漢字を書きましょう。

① なんの変哲もない話だ。（　　　）

② 双方にとって利点があるね。（　　　）

③ 法を遵守することが大切だ。（　　　）

④ 分厚い本のページを繰る。（　　　）

⑤ 錠剤を水で飲み込んだ。（　　　）

⑥ □《こう》□《きょ》で一般参賀が行われた。

⑦ □《こん》□《ばん》、私の家に来てください。

⑧ じろじろと□《ね》□《ぶ》みする。

⑨ 始業前に□《てん》□《こ》する。

⑩ 浮気だなんて□《じゃ》□《すい》するなよ。

脳チャレ!

「流石」の読みは、①さすが　②りゅうせきのどちら?

164ページの答え　①くったく　②さいそく　③あらし　④わずか　⑤つつしむ　⑥昨晩　⑦歩　⑧無視　⑨幼馴染　⑩難民

脳チャレの答え　①ひじき

基礎トレ

# 160日目

歩きスマホはやめましょうね

学習日　　月　　日

目標 30秒

かかった時間　　分　　秒

正答数　　/10

―線は読みがなを、□には漢字を書きましょう。

① 隣国を征服する。（　　）

② お腹で胎児が成長する。（　　）

③ 頭の上から水を被る。（　　）

④ けわしい峡谷を登っていく。（　　）

⑤ 空に大きな雲が漂う。（　　）

⑥ 長い物語が□□《かんけつ》した。

⑦ □□《すいそく》だけで物を言うなよ。

⑧ 読書で知識を□□《きゅうしゅう》する。

⑨ □□《ひぞう》映像を公開した。

⑩ □□《じゅんぱく》のドレスに身を包む。

脳チャレ!

「て」の元になった漢字は、①手　②天のどちら？

165ページの答え　①難解⇔平易　②短命⇔長寿　③沈下⇔隆起　④摘発⇔看過　⑤多弁⇔寡黙



脳チャレの答え　②江（江の右側部分）

喫煙習慣は脳の働きを悪くします

学習日　　月　　日

目標 2分

かかった時間　　分　　秒

正答数　　/7

**次の文章を声に出して読みましょう。**
**——線は読みがなを、カタカナは漢字を書きましょう。**

①ハジの多い②生涯を送って来ました。

自分には、人間の生活というものが、③ケントウつかないのです。自分は東北の④イナカに生れましたので、⑤キシャをはじめて見たのは、よほど大きくなってからでした。自分は停車場のブリッジを、上って、降りて、そうしてそれが線路をまたぎ越えるために造られたものだという事には全然気づかず、ただそれは停車場の構内を外国の⑥遊戯場みたいに、⑦フクザツに楽しく、ハイカラにするためにのみ、設備せられてあるものだとばかり思っていました。

太宰治「人間失格」

① はじ
②
③ けん　とう
④ い　な　か
⑤ き　しゃ
⑥
⑦ ふく　ざつ

166ページの答え　①へんてつ　②そうほう　③じゅんしゅ　④くる　⑤じょうざい　⑥皇居　⑦今晩　⑧値踏　⑨点呼　⑩邪推

脳チャレの答え　①さすが

基礎トレ

# 162日目

最近はどんなテレビを見ていますか？

学習日　　月　　日

目標 1分

かかった時間　　分　　秒

正答数　　／10

――線は読みがなを、□には漢字を書きましょう。

① 渋滞で車が全然動かない。（　　）

② 容赦のない野次が飛んでくる。（　　）

③ 他国の任地へ赴く。（　　）

④ 悪循環を断つ。（　　）

⑤ 正月に凧《たこ》を揚げる。（　　）

⑥ 実力を□□《はっき》する。

⑦ □□《はりがね》をペンチで曲げる。

⑧ □□《けいび》員が巡回しています。

⑨ □□□《うちょうてん》で喜ぶ合格者。

⑩ □□《しょせん》かなわぬ恋だった。

脳チャレ！

①明るみに出る　②明るみになる、正しいのはどちら？

167ページの答え　①せいふく　②たいじ　③かぶる　④きょうこく　⑤ただよう　⑥完結　⑦推測　⑧吸収　⑨秘蔵　⑩純白



脳チャレの答え　②天

基礎トレ

# 163日目

八つ当たりはよくありません

学習日　　月　　日

目標 1分

かかった時間　　分　　秒

正答数　　/10

——線は読みがなを、□には漢字を書きましょう。

① 弱冠二十歳で優勝した。（　　）

② 手土産を携えて訪問する。（　　）

③ 御転婆の女の子。（　　）

④ 先祖代々の菩提寺《ぼだいじ》に詣でる。（　　）

⑤ 家族そろって憩うひとときだ。（　　）

⑥ ピアノを□□《ちょうりつ》する。

⑦ 本物そっくりの□□《もぞう》品だ。

⑧ 葉が□《しげ》った桜の木。

⑨ □□《あくとう》は許せない。

⑩ 機械の□□《でんげん》を切る。

脳チャレ!

「羊羹」の読みは、①カステラ　②ようかんのどちら？

168ページの答え　①恥　②しょうがい　③見当　④田舎　⑤汽車　⑥ゆうぎ　⑦複雑

パズル
# 164日目

学習日　　月　　日

たまには映画もどうですか？

目標 3分

かかった時間　　分　　秒

「候補」の漢字をマスに当てはめて、熟語が重なりつながるクロスワードを作ってください。

候補

維 会 機 金 現
国 集 所 賞 信
生 送 長 同 入
表 理 力

| | | | | | | | |
|---|---|---|---|---|---|---|---|
| 合 | | 発 | | 会 | ■ | | 産 |
| | 性 | ■ | 彰 | ■ | | 有 | 地 |
| 的 | ■ | | 状 | | 持 | ■ | 直 |
| ■ | | 金 | ■ | 新 | ■ | 発 | |
| 副 | | ■ | 休 | ■ | 迷 | | ■ |
| ■ | 作 | 戦 | | 議 | ■ | 人 | |
| 黄 | ■ | 闘 | ■ | | 文 | ■ | 産 |
| | 融 | | 関 | ■ | | 中 | |

脳チャレ!

「イ」の元になった漢字は、①以 ②伊のどちら？

169ページの答え ①じゅうたい ②ようしゃ ③おもむく ④あくじゅんかん ⑤あげる ⑥発揮 ⑦針金 ⑧警備 ⑨有頂天 ⑩所詮

脳チャレの答え ①明るみに出る

基礎トレ

# 165日目

そんなもんじゃないはずだ！

学習日　　月　　日

目標　1分

かかった時間　　分　　秒

正答数　　／10

――線は読みがなを、□には漢字を書きましょう。

① 産業が衰退する。（　　　）

② 地震でビルが崩落した。（　　　）

③ 首相が外務大臣を兼ねる。（　　　）

④ 改訂された教科書で学ぶ。（　　　）

⑤ 相手を罵る。（　　　）

⑥ □《いし》□《だん》を駆け上がる。

⑦ 彼は社長に□《しゅう》□《にん》した。

⑧ □《せい》□《しょ》はキリスト教の正典だ。

⑨ 改革を□《てい》□《しょう》する。

⑩ □《ち》□《そう》から古代の遺跡が出た。

脳チャレ！

「早急」の読みは、①そうきゅう　②さっきゅうのどちら？

170ページの答え　①じゃっかん　②たずさえ　③おてんば　④もうでる　⑤いこう　⑥調律　⑦模造　⑧茂　⑨悪党　⑩電源

脳チャレの答え　②ようかん

言葉トレ

# 166日目

天気がよければ外へ出かけてみましょう

学習日　月　日

目標 1分

かかった時間　分　秒

正答数　/4

違う言葉なのに意味がほぼ同じ言葉の関係を「同義語」といいます。
「候補」の漢字をマスに当てはめて、「同義語」になるようにしてください。
「候補」には、使わない漢字一字が混ざっています。

候補

践　収　頭
根　専　実
失　胆　礎

① 落□□＝□□望
希望どおりにならずがっかりすること。

② 実□□＝□□行
主義・理論などを実際に自分で行うこと。

③ 没□□＝□□念
一つのことに熱中して他を顧みないこと。

④ 基□□＝□□底
物事や考え方の大もととなるところ。

脳チャレ！
「こ」の元になった漢字は、①己　②子のどちら?

171ページの答え

| | | | | | | | |
|---|---|---|---|---|---|---|---|
| 合 | 同 | 発 | 表 | 会 | | 国 | 産 |
| 理 | 性 | | 彰 | | 所 | 有 | 地 |
| 的 | | 現 | 状 | 維 | 持 | | 直 |
| | 入 | 金 | | 新 | | 発 | 送 |
| 副 | 賞 | | 休 | | 迷 | 信 | |
| | 作 | 戦 | 会 | 議 | | 人 | 生 |
| 黄 | | 闘 | | 長 | 文 | | 産 |
| 金 | 融 | 機 | 関 | | 集 | 中 | 力 |



脳チャレの答え　②伊（伊の左側部分）

基礎トレ

# 167日目

今日出会った人のことを思い出しましょう

学習日　□月　□日

目標　1分

かかった時間　分　秒

正答数　/10

――線は読みがなを、□には漢字を書きましょう。

① 工場が閉鎖され、町が廃れる。（　　）

② 基礎体力を培う。（　　）

③ 休暇を満喫する。（　　）

④ 彼は卓越した能力を示した。（　　）

⑤ 木の皮を剥ぐ。（　　）

⑥ □□《どきょう》が試される。

⑦ 仕事を□□《ぶんたん》する。

⑧ □□《はいいろ》の空を見上げる。

⑨ □□《こっせつ》してギプスをはめる。

⑩ 諸悪の□□《こんげん》を断つ。

脳チャレ！

「かきいれ時」の「かきいれ」の語源は、①筆で書き入れる　②柿を入れるのどちら？

172ページの答え　①すいたい　②ほうらく　③かねる　④かいてい　⑤ののしる　⑥石段　⑦就任　⑧聖書　⑨提唱　⑩地層

脳チャレの答え　②さっきゅう

音読トレ

# 168日目

学習日　月　日

やればきっとできる！

目標 2分

かかった時間　分　秒

正答数　/7

次の文章を声に出して読みましょう。
――線は読みがなを、カタカナは漢字を書きましょう。

―なんでも、①ケイサツの方のお調べによると、②ダンナ様のところへやって来た恐ろしいものは、明らかに、一人で、③庭下駄を履《は》いて来たというのでございます。それは表門の近くの④生垣を通り越して、⑤ゲンカン、勝手口を廻って庭に面した⑥ショサイの窓に到るまでの所々の湿った地面の上に、同じ一つの庭下駄の跡が残っていたからで、しかもその庭下駄の跡は歯と歯の間に⑦鼻緒の結びの跡がいずれも内側に残っていて、ひどく内側の擦《す》り減った下駄であることが直ぐにわかったというのでございます。

大阪圭吉「幽霊妻」

①　けい／さつ
②　だん／な
③
④
⑤　げん／かん
⑥　しょ／さい
⑦

173ページの答え　①落胆≒失望　②実践≒実行　③没頭≒専念　④基礎≒根底

脳チャレの答え　①己

言葉トレ

# 169日目

学習日　月　日

四季を感じていますか？

目標 2分

かかった時間　分　秒

正答数　/8

漢字は「国の名前」です。「候補」から読みがなを選んで書きましょう。

①仏蘭西（　　）

②白耳義（　　）

③伯剌西爾（　　）

④土耳古（　　）

⑤葡萄牙（　　）

⑥墨西哥（　　）

⑦馬来西亜（　　）

⑧越南（　　）

**候補**

ポルトガル・ベルギー・ブラジル・トルコ・メキシコ・フランス・マレーシア・ベトナム

脳チャレ！

「拉麺」の読みは、①ラーメン ②パスタのどちら？

174ページの答え ①すたれる ②つちかう ③まんきつ ④たくえつ ⑤はぐ ⑥度胸 ⑦分担 ⑧灰色 ⑨骨折 ⑩根源

脳チャレの答え ①筆で書き入れる

基礎トレ

# 170日目

しっかり噛んで食べましょう

学習日　月　日

目標 1分

かかった時間　分　秒

正答数　/ 10

——線は読みがなを、□には漢字を書きましょう。

① 成功までの軌跡をたどる。（　　）

② 工事を妨害する。（　　）

③ 慈母のような思いやりがある。（　　）

④ 責任感が欠如している。（　　）

⑤ 該当する部分を読みなさい。（　　）

⑥ □《ち》□《いき》の青年団に加わった。

⑦ 失恋で□《しょう》□《しん》する。

⑧ 土地を□《たん》□《ぽ》にする。

⑨ □《ふく》□《しょく》を専門に学ぶ。

⑩ 彼女は□《よう》□《し》端麗だ。

脳チャレ!

「キ」の元になった漢字は、①木　②幾のどちら?

175ページの答え　①警察　②旦那　③げた　④いけがき　⑤玄関　⑥書斎　⑦はなお

基礎トレ

# 171日目

学習日　月　日

脳の健康に気を使おう

目標 30秒

かかった時間　分　秒

正答数　/10

——線は読みがなを、□には漢字を書きましょう。

① 愛情を注ぐ。（　　）

② 彼は潔癖な性格だ。（　　）

③ 犯人に賞金を懸ける。（　　）

④ 政権を掌握する。（　　）

⑤ これまでの実績を誇る。（　　）

---

⑥ □《じゅう》□《らい》の手法では失敗する。

⑦ □《あな》□《ば》の店に行く。

⑧ □《わか》□《て》の頑張りに期待だ。

⑨ 給与は□《よく》□《しゅう》払いです。

⑩ 鎮痛剤の□《ちゅう》□《しゃ》を打った。

脳チャレ！

「詩歌」の読みは、①しいか　②しかのどちら？

176ページの答え　①フランス　②ベルギー　③ブラジル　④トルコ　⑤ポルトガル　⑥メキシコ　⑦マレーシア　⑧ベトナム

脳チャレの答え　①ラーメン

言葉トレ

# 172日目

学習日　月　日

きっとできます!

目標 1分

かかった時間　分　秒

正答数　／5

マス目には同じ読み「てんか」になる二字熟語が入ります。言葉の意味をヒントに「候補」の漢字をマス目に当てはめて、5つの二字熟語を書き分けてください。

候補

添　火　転　化
転　下　点　嫁
　　　　天　加

①
火をつけること。「ストーブに—する」。

②
別の物を加えること。また、別の物が加わること。「防腐剤を—する」。

③
一国全体。国じゅう。また、国家。世の中、世間。「—布武」。

④
ある状態・物が別の状態・物に変化すること。「戦況が—する」。

⑤
自分の罪・責任などを他になすりつけること。「失敗の責任を—する」。

脳チャレ!

①圧観　②圧巻、正しいのはどちら?

177ページの答え　①きせき　②ぼうがい　③じぼ　④けつじょ　⑤がいとう　⑥地域　⑦傷心　⑧担保　⑨服飾　⑩容姿



脳チャレの答え　②幾

基礎トレ

# 173日目

学習日　月　日

力をぬいてリラックス

目標 1分

かかった時間　分　秒

正答数　/10

——線は読みがなを、□には漢字を書きましょう。

① 家庭を顧みる余裕がなかった。（　　）

② 密室で談合する。（　　）

③ 貪るように食べる。（　　）

④ 殊勝な心がけだ。（　　）

⑤ 湯気で眼鏡が曇る。（　　）

⑥ □□《さんらん》したゴミを片付ける。

⑦ □□《まんちょう》時に魚がよく釣れる。

⑧ 水戸黄門が□□《しょこく》を漫遊する。

⑨ 広げた事業を□□《しゅくしょう》する。

⑩ □□《せいじつ》な態度に好感を持つ。

脳チャレ!

「ぬ」の元になった漢字は、①沼　②奴のどちら？

178ページの答え　①あいじょう　②けっぺき　③かける　④しょうあく　⑤ほこる　⑥従来　⑦穴場　⑧若手　⑨翌週　⑩注射

脳チャレの答え　①しいか

基礎トレ

# 174日目

学習日　月　日

達成感がやみつきに

目標 1分

かかった時間　分　秒

正答数　/10

―線は読みがなを、□には漢字を書きましょう。

①軟らかなご飯が炊きあがった。（　）

②几帳面な性格。（　）

③反乱軍は鎮圧された。（　）

④酒一杯で閉店まで粘る。（　）

⑤仕事で拘束される。（　）

⑥新政権を□□（じゅりつ）する。

⑦原稿の□□（まいすう）を数える。

⑧□□（えいが）監督になりたかった。

⑨□□（さきん）が川底に堆積《たいせき》していた。

⑩□□（ひなん）訓練で災害に備える。

脳チャレ！

①足元をすくう　②足をすくう、正しいのはどちら？

179ページの答え　①点火　②添加　③天下　④転化　⑤転嫁



脳チャレの答え　②圧巻

音読トレ

# 175日目

勢いも大切です

学習日　月　日

目標 2分

かかった時間　分　秒

正答数　/7

**次の文章を声に出して読みましょう。**
**――線は読みがなを、カタカナは漢字を書きましょう。**

うなぎは匂《にお》いを①嗅いだだけでも飯《めし》が食えると②下人はいうくらいだから、なるほど、特に美味《うま》いものにはちがいない。人々の間では、「どこそこのうなぎがよい」というようなお国びいきもあるし、土地土地の③ジマン話も聞かされるが、東京の④魚河岸、京阪《けいはん》の魚市場に代表的なものがある。⑤素人ではうなぎの良否の⑥ハンベツは困難だが、うなぎ屋は商売柄よく知っているので、適当な相場がつけてある。従ってよいうなぎ、美味いうなぎは、⑦大方とびきり値段が高い。

北大路魯山人「鰻の話」

①（　）

②（　）

③ じ　まん

④（　）

⑤（　）

⑥ はん　べつ

⑦（　）

180ページの答え
①かえりみる　②みっしつ　③むさぼる　④しゅしょう　⑤くもる
⑥散乱　⑦満潮　⑧諸国　⑨縮小　⑩誠実

脳チャレの答え　②奴

基礎トレ

# 176日目

量より質を優先して

学習日 　月　 日

目標 1分

かかった時間 　分　 秒

正答数 　/10

――線は読みがなを、□には漢字を書きましょう。

① 意見が分かれて御破算になった。（　　）

② 上司に冷遇される。（　　）

③ 夜が更けるのを待つ。（　　）

④ まだまだ腕前が未熟だ。（　　）

⑤ 荒れ地を開墾する。（　　）

⑥ □□《ちんぎん》がアップされた。

⑦ 伝家の□□《ほうとう》を抜いた。

⑧ 公園の□□《すなば》で遊ぶ。

⑨ □□《しんぞう》の強い男だ。

⑩ □□《ちょしゃ》が自分の本を語る。

脳チャレ!

「辣韮」の読みは、①にんにく ②らっきょうのどちら？

181ページの答え ①やわらか ②きちょうめん ③ちんあつ ④ねばる ⑤こうそく ⑥樹立 ⑦枚数 ⑧映画 ⑨砂金 ⑩避難

脳チャレの答え ②足をすくう

基礎トレ

# 177日目

やりたいことは今やりましょう!

学習日　月　日

目標 1分

かかった時間　分　秒

正答数　/10

――線は読みがなを、□には漢字を書きましょう。

① ホストに貢ぐのはやめなさい。（　）

② 牧畜で収入を得る。（　）

③ 金輪際練習を怠《おこた》らない。（　）

④ こわばった硬い表情になった。（　）

⑤ この費用は折半にしよう。（　）

⑥ ダイヤは□□《ほうせき》の王様だ。

⑦ □□《よくあさ》はすっきり目がさめた。

⑧ □□《しゅのう》会談が行われた。

⑨ □□《はんじゅく》の卵を麺にのせる。

⑩ 組織の分裂は□□《ひっし》だ。

脳チャレ!

「シ」の元になった漢字は、①之　②士のどちら?

182ページの答え　①かいだ　②げにん　③自慢　④うおがし　⑤しろうと　⑥判別　⑦おおかた

音読トレ

# 178日目

だんだん難しくなってきました

学習日　月　日

目標 2分

かかった時間　分　秒

正答数　／7

次の文章を声に出して読みましょう。
——線は読みがなを、カタカナは漢字を書きましょう。

大菩薩峠《だいぼさつとうげ》は江戸を西に距《さ》る三十里、甲州ウラカイドウ①が甲斐国《かいのくに》東山梨郡萩原《はぎわら》村に入って、その最も高く最も険しき②ところ、上下八里にまたがるナンショ③がそれです。

標高六千四百尺、昔、貴《たっと》き聖《ひじり》が、この嶺④の頂《いただき》に立って、東に落つる水も清かれ、西に落つる水も清かれと祈って、菩薩《ぼさつ》の像をウ⑤めて置いた、それから東に落つる水は多摩川となり、西に流るるは笛吹《ふえふき》川となり、いずれも流れの末永く⑥人を湿《うる》おし田を実らす⑦と申し伝えられてあります。

中里介山「大菩薩峠」

① うら かい どう
②
③ なん しょ
④
⑤ う
⑥
⑦

183ページの答え　①ごはさん　②れいぐう　③ふける　④みじゅく　⑤かいこん　⑥賃金　⑦宝刀　⑧砂場　⑨心臓　⑩著者



脳チャレの答え　②らっきょう

基礎トレ

# 179日目

学習日　月　日

くよくよ悩まないで！

目標 1分

かかった時間　分　秒

正答数　/10

——線は読みがなを、□には漢字を書きましょう。

① 一目散に逃げる。（　　）

② 真実を表沙汰にする。（　　）

③ のどが詰まり窒息しそうになる。（　　）

④ 販売を促進する。（　　）

⑤ 選挙の参謀に彼を選んだ。（　　）

⑥ 本を読み□□《きょうよう》を深める。

⑦ □□□《せいかたい》が神を讃えて歌う。

⑧ □□《たいこ》を叩く。

⑨ □□□《かくしんてき》な技術が生まれた。

⑩ 魚群□□□《たんちき》を搭載《とうさい》する。

脳チャレ！

「疾病」の読みは、①しつびょう　②しっぺいのどちら？

184ページの答え　①みつぐ　②ぼくちく　③こんりんざい　④かたい　⑤せっぱん　⑥宝石　⑦翌朝　⑧首脳　⑨半熟　⑩必至

脳チャレの答え　①之

基礎トレ

# 180日目

学習日　月　日

大きな声で挨拶しましょう

目標 1分

かかった時間　分　秒

正答数　/ 10

――線は読みがなを、□には漢字を書きましょう。

① 芸を磨く修業。（　　）

② 感無量で涙が出た。（　　）

③ 顧問に相談をする。（　　）

④ 高ぶる感情を抑制する。（　　）

⑤ いらいらと焦燥感がつのる。（　　）

⑥ 口を動かさない□《ふく》□《わ》□《じゅつ》だ。

⑦ 会員だけ□《わり》□《びき》される。

⑧ □《ちょ》□《さく》した本の発売日。

⑨ □《せん》□《めん》□《じょ》で歯を磨く。

⑩ □《じゅう》□《ぎょう》□《いん》を雇う。

**脳チャレ!**

「海豹」の読みは、①アザラシ　②オットセイのどちら？

185ページの答え　①裏街道　②けわしき　③難所　④みね　⑤埋　⑥すえながく　⑦みのらす

パズル
# 181日目

学習日　月　日

読めないものはないですか？

目標 3分

かかった時間　分　秒

「候補」の漢字をマスに当てはめて、9つの三字熟語を作ってください。そのとき、太い線でつながれた2つのマスには、同じ漢字を入れてください。

**候補**

金　人　前
会　食　団
援　後　大

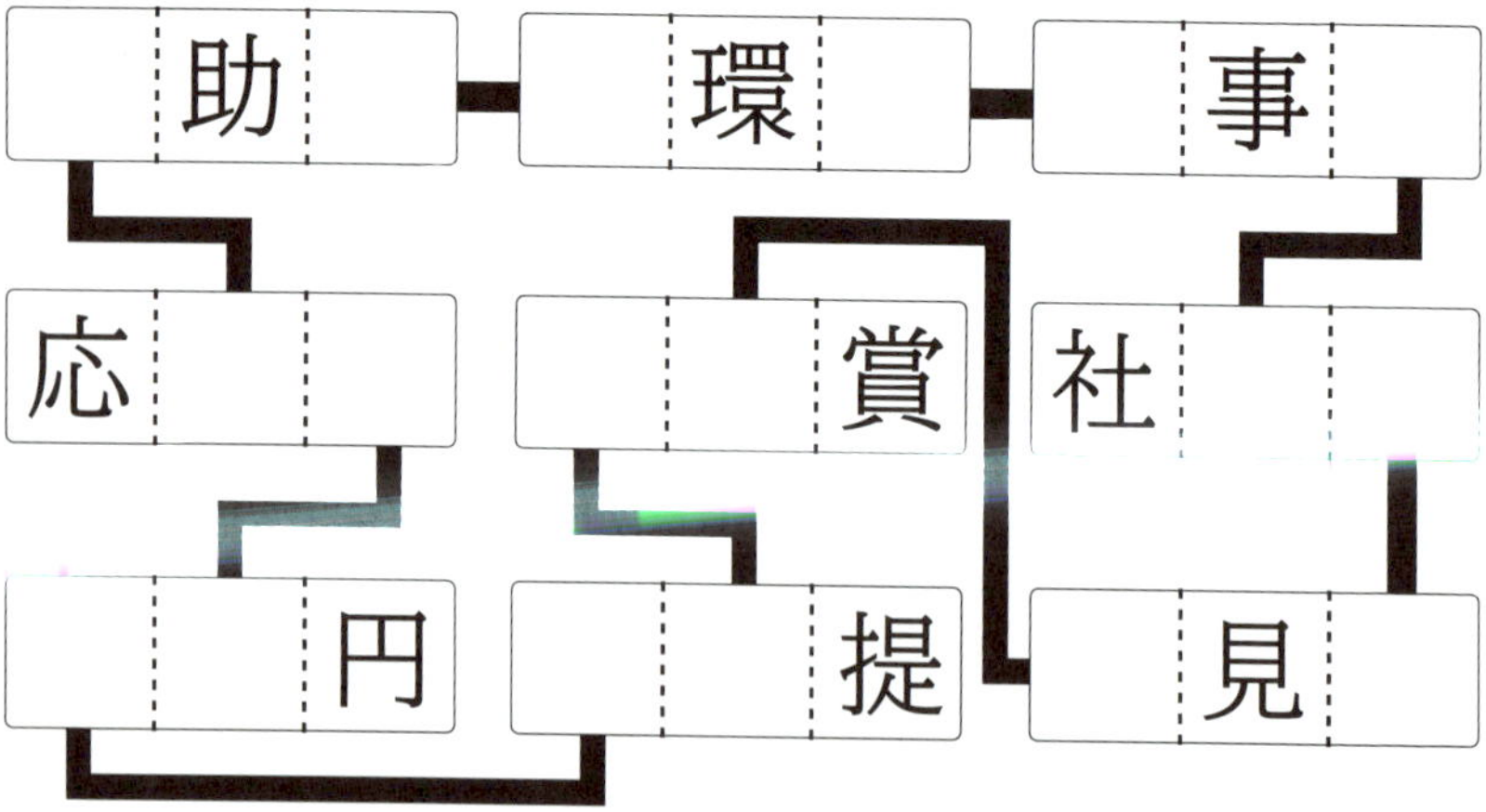


186ページの答え　①いちもくさん　②おもてざた　③ちっそく　④そくしん　⑤さんぼう　⑥教養　⑦聖歌隊　⑧太鼓　⑨革新的　⑩探知機

脳チャレの答え　②しっぺい

音読トレ

# 182日目

パッと解けたらうれしいですね

学習日 月 日

目標 2分

かかった時間 分 秒

正答数 /7

**次の文章を声に出して読みましょう。**
**――線は読みがなを、カタカナは漢字を書きましょう。**

この山の中だ。時には荒くれた猪①が人家の並ぶ街道にまで飛び出す。塩沢《しおざわ》というところから出て来た猪は、宿《しゅく》はずれの陣場から薬師堂《やくしどう》の前を通り、それから村のブタイ②方をあばれ回って、馬場へトッシン③したことがある。それ猪だと言って、皆々テッポウ④などを持ち出して騒いだが、日暮れになってその行くえもわからなかった。この勢いのいい獣⑤に比べると、向山《むこうやま》からシカ⑥の飛び出した時は、石屋《いしや》の坂の方へ行き、七回りの藪⑦へはいった。

島崎藤村「夜明け前」

① （　　）
② ぶ たい
③ とっ しん
④ てっ ぽう
⑤ （　　）
⑥ しか
⑦ （　　）

187ページの答え ①げい ②かんむりょう ③こもん ④よくせい ⑤しょうそう ⑥腹話術 ⑦割引 ⑧著作 ⑨洗面所 ⑩従業員



脳チャレの答え ①アザラシ

言葉トレ

# 183日目

半分きました！折り返し地点です！

学習日　月　日

目標 1分

かかった時間　分　秒

正答数　／8

ここに並ぶ二字熟語は異なる読み方ができます。言葉の意味をヒントにして、その読み方を2つずつひらがなで書いてください。

## 三位

①（　　）一位、二位の次で、四位の上。

②（　　）キリスト教で、父（神）と子（キリスト）と聖霊のこと。「－一体」

## 足跡

③（　　）人や動物が歩いた後に残る足の形。

④（　　）仕事のうえでの成果。業績。

## 寒気

⑤（　　）発熱や恐怖感・嫌悪感によって、不愉快な寒さを感じること

⑥（　　）寒さ。寒さの程度。また、冷たい空気。

## 生物

⑦（　　）動物・植物・微生物など生命をもつものの総称。

⑧（　　）加熱や乾燥などの加工をしていない、なまの食品。

脳チャレ！

「海驢」の読みは、①セイウチ　②アシカのどちら？

188ページの答え

| | | |
|---|---|---|
| 援助金 | 金環食 | 食事会 |
| 応援団 | 前後賞 | 社会人 |
| 大団円 | 大前提 | 後見人 |

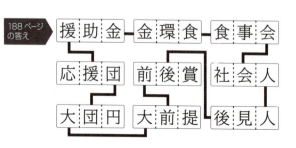

基礎トレ

# 184日目

家事をすすんでやりましょう

学習日　　月　　日

目標　1分

かかった時間　　分　　秒

正答数　　／10

―線は読みがなを、□には漢字を書きましょう。

① 日頃の鍛錬の成果が出た。（　　　）

② 漂流していた船を救助した。（　　　）

③ 君なら成功するよと唆す。（　　　）

④ 家の屋根を修繕する。（　　　）

⑤ 遠足用の水筒を買う。（　　　）

⑥ □□《とう》□□《ぼう》□□《しゃ》をかくまう。

⑦ □□《こ》□□《ふう》な考え方。

⑧ 山頂の□□《てん》□□《ぼう》□□《だい》へ行く。

⑨ □□《しょう》□□《がい》□□《ぶつ》競争に出る。

⑩ 食器を□□《しょう》□□《どく》する。

脳チャレ！

「ツ」の元になった漢字は、①川　②津のどちら？

189ページの答え　①いのしし　②舞台　③突進　④鉄砲　⑤けもの　⑥鹿　⑦やぶ

基礎トレ

# 185日目

読みだけではなく、意味も理解しましょう

学習日　月　日

目標 1分

かかった時間　分　秒

正答数　/10

――線は読みがなを、□には漢字を書きましょう。

① 秋の収穫が待ち遠しい。（　　）

② うるさい音に耳を塞ぐ。（　　）

③ 発展を阻害している。（　　）

④ 身が引き締まる思いだ。（　　）

⑤ ブドウを発酵させる。（　　）

⑥ □□□《かたかな》で表記する。

⑦ □□《あみもの》教室に通ってます。

⑧ □□□《なんいど》が高い。

⑨ □□□《そんざいかん》のある役者だ。

⑩ □□《せいひん》の質が高い。

脳チャレ!
①過半数を超える　②半数を超える、正しいのはどちら?

190ページの答え　①さんい　②さんみ　③あしあと　④そくせき　⑤さむけ　⑥かんき　⑦せいぶつ　⑧なまもの

脳チャレの答え　②アシカ

基礎トレ

# 186日目

学習日　月　日

千里の道も一歩より

目標 30秒

かかった時間　分　秒

正答数　/10

――線は読みがなを、□には漢字を書きましょう。

① 媒酌人が挨拶する。（　　）

② 水が滴る。（　　）

③ 溺れる者は藁《わら》をもつかむ。（　　）

④ 武士道の神髄を極める。（　　）

⑤ かくし芸で宴席を盛り上げる。（　　）

⑥ □□□《ひはんてき》な意見が多い。

⑦ □□《あじみ》をして出来上がり。

⑧ 寺の□《かね》が鳴り響く。

⑨ 歴史を□□《かいこ》する。

⑩ 些細なことに□□《なんくせ》を付ける。

脳チャレ！

「鼬鼠」の読みは、①イタチ　②モルモットのどちら？

191ページの答え　①たんれん　②ひょうりゅう　③そそのかす　④しゅうぜん　⑤すいとう　⑥逃亡者　⑦古風　⑧展望台　⑨障害物　⑩消毒



脳チャレの答え　①川

基礎トレ

# 187日目

だんだんスピードも速くなってきました

学習日　月　日

目標 1分

かかった時間　分　秒

正答数　/ 10

——線は読みがなを、□には漢字を書きましょう。

① 同期の昇進を妬む。（　　）

② 書物から一節を抜粋する。（　　）

③ 克明な描写が素晴らしい。（　　）

④ 椿の実から油を搾る。（　　）

⑤ 新制度が社会に浸透する。（　　）

⑥ 英単語を□《あん》□《き》した。

⑦ □《てん》□《らん》□《かい》に絵を出品した。

⑧ □《にゅう》□《よう》□《じ》の健診をすすめる。

⑨ 打開策を□《とう》□《ろん》する。

⑩ 自国への□《ちゅう》□《せい》□《しん》を誓う。

アドバイス

普段使わない漢字を新しく覚えることも、脳にはいい刺激です。

192ページの答え
①しゅうかく　②ふさぐ　③そがい　④しまる　⑤はっこう
⑥片仮名　⑦編物　⑧難易度　⑨存在感　⑩製品

脳チャレの答え　②半数を超える

音読トレ

# 188日目

今日の昼食はなんですか？

学習日　月　日

目標 2分

かかった時間　分　秒

正答数　/7

次の文章を声に出して読みましょう。
――線は読みがなを、カタカナは漢字を書きましょう。

一夜明《いちやあ》けて、僕らは小口の宿を立って小雲取《こぐもとり》の峰越《みねごし》をし、熊野本宮《ほんぐう》に出ようというのである。そこでまた①先達をシ②ンキにヤ③トった。川を渡ったりしてそろそろのぼりになりかけると、細《こま》かい雨が降って来た。僕らはしばし休んで④合羽を身に著《つけ》はじめた。その時⑤遥向うの⑥峠を人が一人のぼって行くのが見える。やはり此方《こっち》の道は今でも通る者がいるらしいなどと話合いながら⑦イキを切らし切らし上って行った。

斎藤茂吉「遍路」

⑦（いき）　⑥（　）　⑤（　）　④（　）　③（やと）　②（しん き）　①（　）

193ページの答え　①ばいしゃくにん　②したたる　③おぼれる　④しんずい　⑤えんせき　⑥批判的　⑦味見　⑧鐘　⑨回顧　⑩難癖

脳チャレの答え　①イタチ

学習日　月　日　毎日続いていますか？

目標　30秒

かかった時間　分　秒

正答数　／10

――線は読みがなを、□には漢字を書きましょう。

① 身支度を整える。（　　）

② 表面をやすりで擦る。（　　）

③ 惨めな思いをした。（　　）

④ 諦めるには時期尚早だ。（　　）

⑤ 多くの聴衆が演説に聞き入る。（　　）

⑥ □□《ことがら》を整理する。

⑦ □□《けんげん》を与えられる。

⑧ □□《じんあい》の心を持つ人だ。

⑨ □□《まどぐち》で精算してください。

⑩ お金の□□《しと》を明確にする。

脳チャレ！

「海豚」の読みは、①クジラ　②イルカのどちら？

194ページの答え　①ねたむ　②ばっすい　③こくめい　④しぼる　⑤しんとう　⑥暗記　⑦展覧会　⑧乳幼児　⑨討論　⑩忠誠心

基礎トレ

# 190日目

学習日　月　日

外を眺めて気分転換

目標 1分

かかった時間　分　秒

正答数　/ 10

——線は読みがなを、□には漢字を書きましょう。

①飛行機の尾翼を点検する。（　　）

②税金免除の申請をする。（　　）

③警鐘を鳴らす。（　　）

④全力で疾走する。（　　）

⑤助走をつけて跳ぶ。（　　）

⑥□□《むほん》を起こす。

⑦□□《こうふん》して眠れない。

⑧お手紙を□□《はいけん》しました。

⑨□□《おんいき》の広い歌手だね。

⑩□□《かたほう》の靴が見当たらない。

脳チャレ！

「夕」の元になった漢字は、①太　②多のどちら？

195ページの答え　①せんだつ　②新規　③雇　④かっぱ　⑤はるか　⑥とうげ　⑦息

学習日　月　日

果物も食べてみましょう

目標 2分

かかった時間　分　秒

正答数　/5

意味がまったく逆になる言葉の関係を「反対語」といいます。「候補」の漢字をマスに当てはめて、それぞれ「反対語」になるようにしてください。

候補

交 別 行 国
没 普 師 浮
子 地

| ① | ② | ③ | ④ | ⑤ |
| --- | --- | --- | --- | --- |
| 平□□ | 沈□□ | 弟□□ | 天□□ | 特□□ |
| ⇕ | ⇕ | ⇕ | ⇕ | ⇕ |
| □□差 | □□上 | □□匠 | □□獄 | □□通 |

脳チャレ!
①見かけ倒れ ②見かけ倒し、正しいのはどちら?

196ページの答え ①みじたく ②こする ③みじめ ④じきしょうそう ⑤ちょうしゅう ⑥事柄 ⑦権限 ⑧仁愛 ⑨窓口 ⑩使途

脳チャレの答え ②イルカ

基礎トレ

# 192日目

学習日　月　日

ミスを減らしましょう

目標 1分

かかった時間　分　秒

正答数　／10

——線は読みがなを、□には漢字を書きましょう。

① 陰で嘲るのはよくないよ。（　　）

② 対立候補を擁立して戦う。（　　）

③ 失敗に懲りる。（　　）

④ 雑誌に掲載された。（　　）

⑤ その点は私が譲歩しよう。（　　）

⑥ 深夜に敵を□□《きょうしゅう》する。

⑦ □□《きんにく》をつけたい。

⑧ 列車の到着□□《じこく》を調べる。

⑨ □□《きぼ》の大きな仕事がしたい。

⑩ □□《しょうぐん》が大奥へ向かった。

脳チャレ!

「も」の元になった漢字は、①毛　②茂のどちら?

197ページの答え　①びよく　②しんせい　③けいしょう　④しっそう　⑤とぶ　⑥謀反　⑦興奮　⑧拝見　⑨音域　⑩片方

脳チャレの答え　②多（多の上の部分）

言葉トレ

# 193日目

座りっぱなしは体に毒ですよ

学習日　月　日

目標 1分

かかった時間　分　秒

正答数　／4

違う言葉なのに意味がほぼ同じ言葉の関係を「同義語」といいます。「候補」の漢字をマスに当てはめて、「同義語」になるようにしてください。「候補」には、使わない漢字一字が混ざっています。

候補

| | | |
|---|---|---|
| 密 | 着 | 険 |
| 冷 | 奥 | 与 |
| 境 | 介 | 細 |

①沈□＝□静
落ち着いていて、物事に動じないこと。

②秘□＝□地
都会から遠く、まだ一般によく知られていない地域。

③関□＝□入
事件や争いなどに割り込むこと。

④綿□＝□心
詳しく細かいこと。注意が行き届いていること。

脳チャレ!
「河馬」の読みは、①カバ　②サイのどちら?

198ページの答え　①平行⇔交差　②沈没⇔浮上　③弟子⇔師匠　④天国⇔地獄　⑤特別⇔普通

脳チャレの答え　②見かけ倒し

基礎トレ

# 194日目

学習日 月 日

今日の予定はなんですか？

目標 1分

かかった時間 分 秒

正答数 /10

――線は読みがなを、□には漢字を書きましょう。

① 深呼吸して気持ちを鎮める。（　　）

② 法案の廃止を請願します。（　　）

③ 愛弟子の活躍を喜ぶ。（　　）

④ 彼を擁護するのは難しい。（　　）

⑤ ミスをした部下を叱る。（　　）

⑥ □□《かくめい》を企てたが失敗だ。

⑦ 宮内庁が□□《こうしつ》を担当する。

⑧ □□《てつぼう》で遊ぶ。

⑨ □《いずみ》の水をくむ。

⑩ 彼は□□《ちゅうこく》を聞かない。

脳チャレ！

「若干」の読みは、①じゃっかん ②わかかんのどちら？

199ページの答え ①あざける ②ようりつ ③こりる ④けいさい ⑤じょうほ ⑥強襲 ⑦筋肉 ⑧時刻 ⑨規模 ⑩将軍



脳チャレの答え ①毛

言葉トレ

# 195日目

学習日　月　日

脳活のベテランですね

目標 2分

かかった時間　分　秒

正答数　／5

マス目には同じ読み「じてん」になる二字熟語が入ります。言葉の意味をヒントに「候補」の漢字をマス目に当てはめて、5つの二字熟語を書き分けてください。

**候補**

辞　典
時　典
転　自　字
次　点　点

①（　　）語の言語としての意味・用法と内容を示す辞書。

②（　　）入賞者や当選者の次にあたる得点・得票数。また、それを得た人。

③（　　）自分で回転すること。天体が、それ自身の内部にある軸の周りを回転する運動。

④（　　）時の流れの上で、ある一点またはある時期。

⑤（　　）語の表記単位である文字、特に漢字を登録した辞書。

アドバイス：自分の成功する姿を強くイメージすることは、脳の活性につながります。

200ページの答え　①沈着≒冷静　②秘境≒奥地　③関与≒介入　④綿密≒細心

脳チャレの答え　①カバ

基礎トレ

# 196日目

学習日　月　日

落ち着いて、落ち着いて

目標 1分

かかった時間　分　秒

正答数　/10

――線は読みがなを、□には漢字を書きましょう。

① チームの指揮を執る。（　　）

② 凶悪犯が潜伏している。（　　）

③ 官吏として国の仕事をする。（　　）

④ 発言を遮る。（　　）

⑤ ポンプで井戸水を汲む。（　　）

⑥ □□《ざっし》の発売日を尋ねた。

⑦ □□《えいぞう》をテレビで流す。

⑧ 彼の行動が□□《ずつう》の種だよ。

⑨ □□《じこ》で車が壊れた。

⑩ □《もも》の贈り物が届く。

脳チャレ！ ①愛嬌を振りまく ②愛想を振りまく、正しいのはどちら？

201ページの答え ①しずめる ②せいがん ③まなでし ④ようご ⑤しかる ⑥革命 ⑦皇室 ⑧鉄棒 ⑨泉 ⑩忠告



脳チャレの答え ①じゃっかん

基礎トレ

# 197日目

学習日　月　日

もうすぐ節目です

目標 1分

かかった時間　分　秒

正答数　/ 10

――線は読みがなを、□には漢字を書きましょう。

① 本土から隔絶している島だ。（　　）

② 美術館に彫像を展示する。（　　）

③ 袋小路に入ってしまった。（　　）

④ 粗野で野蛮な人は嫌われる。（　　）

⑤ 版画を彫るのが趣味です。（　　）

⑥ 家を□□《かいそう》する。

⑦ □《しお》が満ちてきた。

⑧ □□《ごかい》をまねく表現をする。

⑨ □□《きたく》するのは夜中になる。

⑩ 戦国□□《ぶしょう》が好きだ。

脳チャレ!

「麒麟」の読みは、①ゾウ ②キリンのどちら?

202ページの答え　①辞典　②次点　③自転　④時点　⑤字典

音読トレ

# 198日目

学習日　月　日

頭を柔らかくして！

目標 2分

かかった時間　分　秒

正答数　/7

**次の文章を声に出して読みましょう。**
**――線は読みがなを、カタカナは漢字を書きましょう。**

もはや彼女は黒い外套《がいとう》の男が、自分の跡をつけていることを疑わなかった。けれども何が①モクテキで跡をつけるのであろう。一体彼は誰であろうか。掏摸《すり》とも見えなければ、②フリョウ青年とも見えず、それかと云って、今まで③何処かで会ったような④キオクもなかった。年のころは三十から四十までと云うことは解っても、確かには⑤ハンダンできなかった。勝子はもう一度振返って見ようかと思ったが、その男の⑥シセンとぶつかるのが⑦イヤだったので、振向かずに歩いた。

妹尾韶夫「凍るアラベスク」

① もく・てき
② ふ・りょう
③ （　　）
④ き・おく
⑤ はん・だん
⑥ し・せん
⑦ いや

203ページの答え
①とる　②せんぷく　③かんり　④さえぎる　⑤くむ
⑥雑誌　⑦映像　⑧頭痛　⑨事故　⑩桃



脳チャレの答え　①愛嬌を振りまく

基礎トレ

# 199日目

学習日 □月 □日

為せば成る

目標 1分

かかった時間 分 秒

正答数 /10

——線は読みがなを、□には漢字を書きましょう。

① 不可解な行動をとる。（　　　）

② 檜舞台で成果を発揮する。（　　　）

③ 邪険に扱われる。（　　　）

④ 彼に敬慕の念をいだく。（　　　）

⑤ コーヒー豆を煎る。（　　　）

⑥ 試合が□□《えんき》になる。

⑦ 苦しい□□《きょうちゅう》を吐露《とろ》する。

⑧ □□《ほうもん》販売はお断りだ。

⑨ □□《ひみつ》の通路が見つかった。

⑩ 私鉄の□□《えんせん》に家がある。

脳チャレ！

「出生率」の読みは、①しゅっせいりつ ②しゅっしょうりつのどちら？

204ページの答え ①かくぜつ ②ちょうぞう ③ふくろこうじ ④やばん ⑤ほる ⑥改装 ⑦潮 ⑧誤解 ⑨帰宅 ⑩武将

脳チャレの答え ②キリン

基礎トレ

# 200日目

学習日　月　日

200日目達成です！

目標 1分

かかった時間　分　秒

正答数　/10

――線は読みがなを、□には漢字を書きましょう。

① 都会の生活に幻滅した。（　　）

② 胴体が長いダックスフント。（　　）

③ 注意を喚起する。（　　）

④ やぶれた服を布で繕う。（　　）

⑤ 壁にペンキを塗布する。（　　）

⑥ 本を□《ご》□《さつ》買いました。

⑦ □《ず》□《のう》プレーで勝利する。

⑧ 燃えて□《はい》になった。

⑨ ドアの□《しゅう》□《ぜん》を頼む。

⑩ 障害物を□《じょ》□《きょ》した。

脳チャレ！

「蝙蝠」の読みは、①コウモリ ②ムササビのどちら？

205ページの答え　①目的　②不良　③どこ　④記憶　⑤判断　⑥視線　⑦嫌

言葉トレ

# 201日目

お肌の乾燥には気をつけましょう

学習日 月 日

目標 2分

かかった時間 分 秒

正答数 /8

漢字は「果物の名前」です。「候補」から読みがなを選んで書きましょう。

①葡萄（　　）
②桜桃（　　）
③胡桃（　　）
④無花果（　　）

⑤杏子（　　）
⑥臭橙（　　）
⑦石榴（　　）
⑧甘蕉（　　）

候補

さくらんぼ・ざくろ・ばなな・いちじく・あんず・くるみ・かぼす・ぶどう

脳チャレ！

「儒艮」の読みは、①シャチ ②ジュゴンのどちら？

206ページの答え ①ふかかい ②ひのきぶたい ③じゃけん ④けいば ⑤いる ⑥延期 ⑦胸中 ⑧訪問 ⑨秘密 ⑩沿線

脳チャレの答え ②しゅっしょうりつ

学習日　月　日

自分に似合うファッションを考えてみましょう

目標 30秒

かかった時間　分　秒

正答数　/10

——線は読みがなを、□には漢字を書きましょう。

① じっと凝視すれば見えてくる。（　　）

② 涙で目を腫らす。（　　）

③ 事件の概略を教えてくれ。（　　）

④ 語学に秀でる。（　　）

⑤ 互いの思惑が交錯する。（　　）

⑥ □《せ》□《なか》にすがりつく。

⑦ 温泉地に□《ほ》□《よう》に行く。

⑧ □《なみ》□《たい》□《てい》ではない。

⑨ □《し》□《せい》を正して聞きたまえ。

⑩ 国家が□《けん》□《りょく》を行使する。

脳チャレ!

「ソ」の元になった漢字は、①曽　②祖のどちら？

207ページの答え
①げんめつ　②どうたい　③かんき　④つくろう　⑤とふ
⑥五冊　⑦頭脳　⑧灰　⑨修繕　⑩除去



脳チャレの答え　①コウモリ

基礎トレ

# 203日目

人目を気にしすぎていませんか？

学習日　□月　□日

目標　1分

かかった時間　分　秒

正答数　/10

——線は読みがなを、□には漢字を書きましょう。

① 日本の未来に愁いを抱く。（　　）

② 都会には娯楽施設が多いね。（　　）

③ 危篤状態を脱した。（　　）

④ 要求が際限もなく続く。（　　）

⑤ 給料を遊興費に充てる。（　　）

---

⑥ □□《そうさ》の簡単な機械だよ。

⑦ 相手の意思を□□《かくにん》する。

⑧ 宣伝用の□□《さっし》を配る。

⑨ □□《せいとう》を離れ無所属で出馬だ。

⑩ □□《しょうらい》が楽しみな子です。

**脳チャレ!**

「蜥蜴」の読みは、①トカゲ　②カナヘビのどちら？

208ページの答え　①ぶどう　②さくらんぼ　③くるみ　④いちじく　⑤あんず　⑥かぼす　⑦ざくろ　⑧ばなな

脳チャレの答え　②ジュゴン

言葉トレ

# 204日目

1日1個新しい単語を覚えましょう

学習日　月　日

目標 1分

かかった時間　分　秒

正答数　/8

日本でよく使われるカタカナ語を、日本語に直すとどんな言葉になるでしょうか。「候補」から選んで、漢字で書きましょう。

①正しいマーケティングを確認。（　　）
②コンテンツが充実した番組。（　　）
③プレゼンテーションする経営者。（　　）
④リアルタイムで問題解決。（　　）
⑤ワークショップで学んだ基礎技術。（　　）
⑥不審者を防ぐセキュリティー。（　　）
⑦コンプライアンスに従う会社。（　　）
⑧リニューアルされた商業ビル。（　　）

**候補**

ほうれいじゅんしゅ・けんきゅうしゅうかい・そくじ・じょうほうないよう・はっぴょう・あんぜん・しじょうせんりゃく・さっしん

アドバイス

新しい知識を学ぶことは、脳の活性化につながります。

209ページの答え ①ぎょうし　②はらす　③がいりゃく　④ひいでる　⑤こうさく　⑥背中　⑦保養　⑧並大抵　⑨姿勢　⑩権力



脳チャレの答え　①曽（曽の上の部分）

音読トレ

# 205日目

学習日 月 日

スポーツ観戦もいいですね

目標 2分

かかった時間 分 秒

正答数 /7

次の文章を声に出して読みましょう。
――線は読みがなを、カタカナは漢字を書きましょう。

僕は一週間ばかりたった後、この国のホウリツ①の定めるところにより、「特別ホゴ②住民」としてチャックのトナリ③に住むことになりました。僕の家《うち》は小さい割にいかにも瀟洒《しょうしゃ》とできあがっていました。もちろんこの国の文明は我々人間の国の文明――少なくとも日本の文明などとあまりタイサ④はありません。オウライ⑤に面した客間の隅《すみ》には小さいピアノが一台あり、それからまた壁には額縁⑥へ入れたエッティングなども懸⑦っていました。

芥川龍之介「河童」

① ほう りつ
② ほ ご
③ となり
④ たい さ
⑤ おう らい
⑥ （　　）
⑦ （　　）

210ページの答え
①うれい ②ごらく ③きとく ④さいげん ⑤あてる
⑥操作 ⑦確認 ⑧冊子 ⑨政党 ⑩将来

脳チャレの答え ①トカゲ

基礎トレ

# 206日目

学習日　月　日

漢字が好きになってきましたか？

目標 1分

かかった時間　分　秒

正答数　/10

――線は読みがなを、□には漢字を書きましょう。

① ローンの返済が滞る。（　　）

② 登竜門となる文学賞を受賞する。（　　）

③ 殺伐とした雰囲気だ。（　　）

④ プロの棋士に教わる。（　　）

⑤ 淡い期待を抱いても無駄よ。（　　）

⑥ □□□《ちょうほんにん》が説明する。

⑦ 山の□□《ちょうじょう》まで登った。

⑧ 火災□□《けいほう》が鳴り響く。

⑨ □□《ようしょく》レストランで食べる。

⑩ □□《さてつ》が磁石にくっつく。

脳チャレ！

「馴鹿」の読みは、①カモシカ　②トナカイのどちら？

211ページの答え　①市場戦略　②情報内容　③発表　④即時　⑤研究集会　⑥安全　⑦法令遵守　⑧刷新

基礎トレ
# 207日目

学習日　□月　□日
脳が喜んでいます
目標 1分
かかった時間　分　秒
正答数　/10

——線は読みがなを、□には漢字を書きましょう。

① 焦点が定まらない。（　　）
② 口元が綻びる。（　　）
③ 愛憎が相半ばする。（　　）
④ ご好意に恐悦してしまいます。（　　）
⑤ 代表の選手団を激励する。（　　）

⑥ □《こう》□《ちゃ》を淹《い》れる。
⑦ □《ふく》□《つう》がして胃薬を飲んだ。
⑧ 珈琲《コーヒー》に□《ぎゅう》□《にゅう》を入れる。
⑨ □《ひ》□《てい》的な意見が多かった。
⑩ □《めん》□《ぼう》で耳の掃除をする。

脳チャレ！
①頭をかしげる ②首をかしげる、正しいのはどちら？

212ページの答え　①法律　②保護　③隣　④大差　⑤往来　⑥がくぶち　⑦かかって

パズル
# 208日目

学習日　月　日

明日はきっといい日になります

目標 1分

かかった時間　分　秒

矢印の方向に読むと二字熟語ができるように、中央のマスに漢字を当てはめてください。当てはめた漢字で三字熟語を考えて、下にあるマスに書いてみましょう。

| | | | | |
|---|---|---|---|---|
| 年 ↘ | | 整 ↓ | | ↗ 手 |
| 減 → | □ | ― □ ― | □ | → 閥 |
| 多 ↗ | | ↓ 列 | | ↘ 生 |

三字熟語 □□□

パズル
# 209日目

学習日　月　日

元気はつらつ！

目標 1分

かかった時間　分　秒

「候補」の漢字をマスに当てはめて4つの四字熟語を作ってください。

| ① | ② | ③ | ④ |
|---|---|---|---|
| | 気 | | |
| 人 | | | 売 |
| | | 商 | |
| | | | |

候補

衛 儀 行 進 象 促
他 玉 販 品 星 目

213ページの答え ①とどこおる ②とうりゅうもん ③さつばつ ④きし ⑤あわい ⑥張本人 ⑦頂上 ⑧警報 ⑨洋食 ⑩砂鉄



脳チャレの答え ②トナカイ

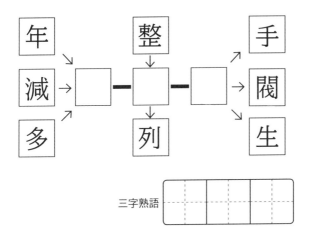

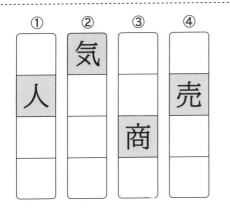

言葉トレ

# 210日目

積み重ねてきたことは財産です

学習日 月 日

目標 3分

かかった時間 分 秒

次の言葉をすべて使って、短文を作りましょう。

① 成果　汚名　採用

ヒント 「汚名挽回」は誤りです。

② 苦労　遺産　濡れ手

ヒント 「濡れ手で泡」は誤りです。

脳チャレ！ 「土竜」の読みは、①モグラ　②カタツムリのどちら？

214ページの答え ①しょうてん　②ほころびる　③あいぞう　④きょうえつ　⑤げきれい　⑥紅茶　⑦腹痛　⑧牛乳　⑨否定　⑩綿棒

脳チャレの答え ②首をかしげる

基礎トレ

# 211日目

学習日　月　日

解き終えたときの達成感

目標 1分

かかった時間　分　秒

正答数　/10

―線は読みがなを、□には漢字を書きましょう。

① 柔らかな光が差し込む。（　　）

② 試合を棄権した。（　　）

③ 大人サイズのシャツ。（　　）

④ 敗戦の雪辱を果たす。（　　）

⑤ 和服を召したご婦人がいる。（　　）

⑥ 難民を□□《きゅうさい》しました。

⑦ 作品を□《かべ》に飾る。

⑧ 曲の□□《かし》を忘れた。

⑨ □《りょう》が多いコース料理。

⑩ 日常□□□《さはんじ》な出来事。

脳チャレ！ 「む」の元になった漢字は、①無　②武のどちら？

215ページの答え　208日目　少数派
209日目　①他人行儀　②気象衛星　③目玉商品　④販売促進

学習日 月 日

手先を使ってみましょう

目標 1分

かかった時間 分 秒

正答数 /10

——線は読みがなを、□には漢字を書きましょう。

① 鮭の稚魚を川に放流する。（　　）

② 適切な措置を講じた。（　　）

③ 会社の不正行為を陳謝した。（　　）

④ 暗い場所では瞳孔が開く。（　　）

⑤ 要となる人物。（　　）

⑥ □□□《おおうなばら》に漕《こ》ぎ出す。

⑦ □□《きいろ》のドレス。

⑧ 改善の□《きざ》しが見える。

⑨ □《かがみ》をのぞき込む。

⑩ ゆっくりと□□《こきゅう》を整えた。

**脳チャレ！**
①井の中の蛙　②池の中の蛙、正しいのはどちら？

216ページの答え
① 例 成果が上がっていない汚名を返上して、彼の企画が採用された。
② 例 苦労もなく親の遺産を引き継いだ彼の富は、濡れ手に粟だ。

脳チャレの答え ①モグラ

音読トレ

# 213日目

学習日　月　日

心に余裕を持ちましょう

目標 2分

かかった時間　分　秒

正答数　/7

次の文章を声に出して読みましょう。
――線は読みがなを、カタカナは漢字を書きましょう。

復一《ふくいち》は急いで眼口を閉じたつもりだったが、①牡丹桜の花びらのうすら冷い幾片《いくへん》かは口の中へ入ってしまった。けっけと②唾を③シボって吐き出したが、最後の一ひらだけは④上顎の奥《おく》に貼《は》りついて顎裏のぴよぴよする柔《やわらか》いところと一重になってしまって、舌尖《ぜっせん》で扱《しご》いても指先きを突《つ》き込んでも⑤除かれなかった。復一はあわてるほど、咽喉《のど》に貼りついて死ぬのではないかと思って、わああ泣き出しながら家の⑥井戸端まで⑦カけて帰った。

岡本かの子「金魚撩乱」

①　②　③ しぼ　④　⑤　⑥　⑦ か

217ページの答え
①やわらか　②きけん　③おとな　④せつじょく　⑤めした
⑥救済　⑦壁　⑧歌詞　⑨量　⑩茶飯事

脳チャレの答え　②武

基礎トレ

# 214日目

学習日　　月　　日

努力は必ず報われます

目標　1分

かかった時間　　分　　秒

正答数　　/10

――線は読みがなを、□には漢字を書きましょう。

① 経営に失敗し会社を畳む。（　　）

② 哀切きわまりない物語だ。（　　）

③ 彼の意見が物議を醸す。（　　）

④ 汗をタオルで拭う。（　　）

⑤ 土地売却で財産が殖える。（　　）

⑥ □《き》□《ぞく》階級に生まれ育った。

⑦ 仕事に□《せん》□《ねん》してくれ。

⑧ 二分の一の□《しゅく》□《しゃく》サイズ。

⑨ □《とう》□《ぶん》の間は安静にしなさい。

⑩ □《せい》□《みつ》機械のように正確だ。

脳チャレ!

「ホ」の元になった漢字は、①歩　②保のどちら？

218ページの答え　①ちぎょ　②そち　③ちんしゃ　④どうこう　⑤かなめ　⑥大海原　⑦黄色　⑧兆　⑨鏡　⑩呼吸

脳チャレの答え　①井の中の蛙

基礎トレ

# 215日目

想像力を膨らませましょう

学習日　月　日

目標 30秒

かかった時間　分　秒

正答数　/10

——線は読みがなを、□には漢字を書きましょう。

① 時空を超越する。（　　）

② 潤沢な資金を持つ。（　　）

③ 架空の人物をでっちあげる。（　　）

④ 車の塗装がはげているよ。（　　）

⑤ 審議が始まる。（　　）

⑥ □《しょ》□《あく》の根源だ。

⑦ □《こく》□《ほう》級の仏像が発見された。

⑧ □《きり》でつくられたタンスを買う。

⑨ □《あか》□《しお》で被害が出た。

⑩ 陣形の□《はい》□《めん》から攻撃された。

脳チャレ！

「順風満帆」の読みは、①じゅんぷうまんぽ　②じゅんぷうまんぱんのどちら？

219ページの答え ①ぼたん　②つば　③絞　④うわあご　⑤のぞかれ　⑥いどばた　⑦駆

学習日　月　日

油断は大敵です

目標 2分

かかった時間　分　秒

正答数　/5

意味がまったく逆になる言葉の関係を「反対語」といいます。
「候補」の漢字をマスに当てはめて、それぞれ「反対語」になるようにしてください。

候補

刻 番 辱 名
席 早 起 古
新 非

| | ① | ② | ③ | ④ | ⑤ |
|---|---|---|---|---|---|
| | 当□ | 遅□ | 恥□ | 着□ | 中□ |
| | ⇕ | ⇕ | ⇕ | ⇕ | ⇕ |
| | □番 | □退 | □誉 | □立 | □品 |

脳チャレ!

①折衝　②接衝、正しいのはどちら?

220ページの答え　①たたむ　②あいせつ　③かもす　④ぬぐう　⑤ふえる　⑥貴族　⑦専念　⑧縮尺　⑨当分　⑩精密

脳チャレの答え　②保（保の右下部分）

基礎トレ

# 217日目

学習日　□月　□日

達成表にしっかり記入しましょう

目標　1分

かかった時間　分　秒

正答数　/10

——線は読みがなを、□には漢字を書きましょう。

① 高速道路で事故に遭う。（　　　）

② 緩急をつける。（　　　）

③ 人妻に恋慕してはいけない。（　　　）

④ 裁判所が証人を喚問する。（　　　）

⑤ 拳を握りしめる。（　　　）

⑥ 廃品を□《かい》□《しゅう》する。

⑦ □《せん》□《でん》の効果で売れてます。

⑧ □《き》□《ちょう》なご意見を賜った。

⑨ □《ほお》を赤らめる。

⑩ □《やく》□《わり》を分担してやろう。

脳チャレ！

「れ」の元になった漢字は、①礼　②令のどちら？

221ページの答え　①ちょうえつ　②じゅんたく　③かくう　④とそう　⑤しんぎ　⑥諸悪　⑦国宝　⑧桐　⑨赤潮　⑩背面



脳チャレの答え　②じゅんぷうまんぱん

基礎トレ

# 218日目

学習日　月　日

若返りを実感していますか

目標 1分

かかった時間　分　秒

正答数　/10

――線は読みがなを、□には漢字を書きましょう。

① 蛍がいるきれいな川。（　　）

② 修行に耐える覚悟があります。（　　）

③ 膨大な資料を読み込んだ。（　　）

④ 花壇の世話をしてます。（　　）

⑤ 疑問点を先生に尋ねる。（　　）

⑥ 誰かの□□《しせん》を感じた。

⑦ 料理を盛り付ける□《うつわ》。

⑧ □□《しりょく》検査をする。

⑨ 故人の□□《いひん》を整理する。

⑩ □□《てつせい》の鍋。

脳チャレ！
①風下に置けない ②風上に置けない、正しいのはどちら？

222ページの答え ①当番⇔非番　②遅刻⇔早退　③恥辱⇔名誉　④着席⇔起立　⑤中古⇔新品

脳チャレの答え ①折衝

音読トレ

# 219日目

学習日　月　日

髪型を変えてみませんか?

目標 2分

かかった時間　分　秒

正答数　/7

次の文章を声に出して読みましょう。
――線は読みがなを、カタカナは漢字を書きましょう。

私はまた病室を退①いて自分の部屋に帰った。そこで時計を見ながら、汽車のハッチャクヒョウ②を調べた。私はトツゼン③立って帯を締め④直して、袂《たもと》の中へ先生の手紙を投げ込んだ。それから勝手口から表へ出た。私はムチュウ⑤で医者の家へ馳《か》け込んだ。私は医者から父がもう二《に》、三日《さんち》保《も》つだろうか、そこのところを判然《はっきり》聞こうとした。チュウシャ⑥でも何でもして、保たしてくれと頼もうとした。医者は生憎⑦留守であった。

夏目漱石「こころ」

①（　　）
② はっ ちゃく ひょう
③ とつ ぜん
④（　　）
⑤ む ちゅう
⑥ ちゅう しゃ
⑦（　　）

223ページの答え　①あう　②かんきゅう　③れんぼ　④かんもん　⑤こぶし　⑥回収　⑦宣伝　⑧貴重　⑨類　⑩役割



脳チャレの答え　①礼

基礎トレ

# 220日目

学習日　月　日

紅茶を飲んでリラックス

目標　1分

かかった時間　分　秒

正答数　/10

——線は読みがなを、□には漢字を書きましょう。

① 会社の監査役を委嘱する。（　　）

② 赤飯を炊く。（　　）

③ 犬と遊んで気分転換をした。（　　）

④ 地価の値上がりを抑止する。（　　）

⑤ 冗長な部分をカットした。（　　）

⑥ 病状が□□《きゅうげき》に悪化した。

⑦ □□《じまく》のない映画を見る。

⑧ □□《ふけい》向けの学校説明会。

⑨ □□《さとう》入りの甘い菓子だ。

⑩ 新元号は□□《れいわ》と定められた。

脳チャレ！

「鮪」の読みは、①かつお ②まぐろのどちら？

224ページの答え　①ほたる　②たえる　③ぼうだい　④かだん　⑤たずねる　⑥視線　⑦器　⑧視力　⑨遺品　⑩鉄製

脳チャレの答え　②風上に置けない

基礎トレ

# 221日目

学習日 月 日

無理な食事制限は脳によくないです

目標 1分

かかった時間 分 秒

正答数 / 10

——線は読みがなを、□には漢字を書きましょう。

① この地に腰を据えるつもりだ。（　　）

② 争奪戦が予想される。（　　）

③ 遺体を埋葬する。（　　）

④ 連覇を阻むライバル。（　　）

⑤ 閲覧が禁止されている。（　　）

⑥ □《ゆ》□《だん》せずに学習する。

⑦ 時計の□《ちょう》□《しん》が分の時間を示す。

⑧ 安全□《そう》□《ち》が作動する。

⑨ □《しょう》□《ねん》□《ば》で頑張る。

⑩ □《さん》□《しょう》すべき資料がある。

脳チャレ!

①下にも置かぬ ②上にも置かぬ、正しいのはどちら？

225ページの答え ①しりぞいて ②発着表 ③突然 ④しめ ⑤夢中 ⑥注射 ⑦あいにく

パズル
# 222日目

今日も脳が活発に使われています

学習日　月　日

目標 3分

かかった時間　分　秒

「候補」の漢字をマスに当てはめて、熟語が重なりつながるクロスワードを作ってください。

**候補**

家　一　上　風　下
機　記　最　三　生
大　天　二　日　道
　　面　屋　予

| | | | | | | | |
|---|---|---|---|---|---|---|---|
|  | 人 |  | 脚 | ■ |  | 土 |  |
| 階 | ■ | 枚 | ■ |  | 前 | ■ | 念 |
| ■ |  | 目 |  | 新 | ■ | 先 |  |
|  | 会 | ■ | 般 | ■ | 自 |  | ■ |
| 黒 | ■ | 猶 | ■ | 武 |  | ■ | 危 |
|  | 気 |  | 報 | ■ | 製 | 氷 |  |
| ■ | 分 | ■ |  | 路 | ■ | 点 | ■ |
| 楽 |  | 裏 | ■ |  | 意 |  | 達 |

脳チャレ!

「駱駝」の読みは、①アルパカ　②ラクダのどちら？

226ページの答え　①いしょく　②たく　③てんかん　④よくし　⑤じょうちょう　⑥急激　⑦字幕　⑧父兄　⑨砂糖　⑩令和

脳チャレの答え　②まぐろ

基礎トレ

# 223日目

学習日　月　日
間違っても大丈夫です
目標 1分
かかった時間　分　秒
正答数　/10

――線は読みがなを、□には漢字を書きましょう。

① 彼は世事に疎い。（　　）
② 試験に落ちて落胆する。（　　）
③ 花瓶に花を挿す。（　　）
④ 庭の落ち葉を掃く。（　　）
⑤ これも何かの因縁だ。（　　）

⑥ □□《ごじ》が多い文章だ。
⑦ チューリップの□《くき》を切る。
⑧ □《くも》が流れていく。
⑨ □《むし》を外に追い出す。
⑩ 海賊の□□《ざいほう》が発見された。

脳チャレ!
「記す」の読みは、①しるす　②きすのどちら？

227ページの答え
①すえる　②そうだつ　③まいそう　④はばむ　⑤えつらん
⑥油断　⑦長針　⑧装置　⑨正念場　⑩参照



脳チャレの答え　①下にも置かぬ

言葉トレ

# 224日目

甘いもので糖分補給！

学習日　月　日

目標 1分

かかった時間　分　秒

正答数　／8

脳チャレ！ 「を」の元になった漢字は、①牡　②遠のどちら？

ここに並ぶ二字熟語は異なる読み方ができます。言葉の意味をヒントにして、その読み方を2つずつひらがなで書いてください。

## 上手

①（　　）物事のやり方が巧みで、手際のよいこと。

②（　　）上座に近い方。川の上流の方。舞台の、客席から見て右の方。

## 下手

③（　　）中途半端なこと。満足できるような程度でないこと。

④（　　）下座の方。川の流れていく方。舞台の、客席から見て左の方。

## 半月

⑤（　　）一か月の半分。

⑥（　　）半円形をした月。弓張り月。弦月。

## 相乗

⑦（　　）本来は別々に利用する人たちが、一つの乗り物に同乗すること。

⑧（　　）二つ以上の要因が同時に働くこと。

228ページの答え

| | | | | | | | |
|---|---|---|---|---|---|---|---|
| 二 | 人 | 三 | 脚 | ■ | 風 | 土 | 記 |
| 階 | ■ | 枚 | ■ | 最 | 前 | ■ | 念 |
| ■ | 面 | 目 | 一 | 新 | ■ | 先 | 日 |
| 大 | 会 | ■ | 般 | ■ | 自 | 生 | ■ |
| 黒 | ■ | 猶 | ■ | 武 | 家 | ■ | 危 |
| 天 | 気 | 予 | 報 | ■ | 製 | 氷 | 機 |
| ■ | 分 | ■ | 道 | 路 | ■ | 点 | ■ |
| 楽 | 屋 | 裏 | ■ | 上 | 意 | 下 | 達 |

脳チャレの答え　②ラクダ

基礎トレ

# 225日目

血圧をこまめに測りましょう

学習日 月 日

目標 1分

かかった時間 分 秒

正答数 / 10

――線は読みがなを、□には漢字を書きましょう。

① 頭が錯乱している。（　　）

② 目の錯覚を利用する。（　　）

③ 梅雨前線が停滞している。（　　）

④ 集団の中で埋没する。（　　）

⑤ 和歌が刻まれた石碑がある。（　　）

⑥ □□《じょ》□□《ゆう》が監督に文句を言う。

⑦ □□《しん》□□《こく》な表情で相談してきた。

⑧ □《あたま》をヘルメットで守る。

⑨ 公園を□□《さん》□□《さく》する。

⑩ □□《しゅう》□□《たい》□□《せい》となる写真集。

脳チャレ!

① 数えられるほどしかない ② 数えるほどしかない、正しいのはどちら?

229ページの答え ①うとい ②らくたん ③さす ④はく ⑤いんねん ⑥誤字 ⑦茎 ⑧雲 ⑨虫 ⑩財宝



脳チャレの答え ①しるす

音読トレ

# 226日目

時間を無駄にしない工夫をしていますか

学習日　月　日

目標 2分

かかった時間　分　秒

正答数　/7

次の文章を声に出して読みましょう。
――線は読みがなを、カタカナは漢字を書きましょう。

されば君もし、一の小径《こみち》を往き、たちまち三条に分かる る処に出たなら①コマるに及ばない、君の②杖を立ててその③タオれたほうに往きたまえ。あるいはその路が君を小さな林に導く。林の中ごろに④到ってまた二つに分かれたら、その小なる路を撰《えら》んでみたまえ。あるいはその路が君を⑤ミョウな処に導く。これは林の奥の古い墓地で⑥苔むす墓が四つ五つ並んでその前にすこしばかりの⑦空地があって、その横のほうに女郎花《おみなえし》など咲いていることもあろう。

国木田独歩「武蔵野」

① こま
② 
③ たお
④ 
⑤ みょう
⑥ 
⑦ 

230ページの答え　①じょうず　②かみて　③へた　④しもて　⑤はんつき　⑥はんげつ　⑦あいのり　⑧そうじょう

脳チャレの答え　②遠

学習日　月　日

継続は力なり、です

目標 1分

かかった時間　分　秒

正答数　/ 10

——線は読みがなを、□には漢字を書きましょう。

① 医者が患者を診る。（　　）

② 胃の粘膜が荒れていますね。（　　）

③ 桜が開花した。（　　）

④ 怖気を震う怪談話をされた。（　　）

⑤ 駅で切符を買った。（　　）

---

⑥ □□《ぐんしゅう》の中にまぎれこむ。

⑦ □《ひつじ》に草を与える。

⑧ 無罪を□□《せんこく》された。

⑨ 三重の□□《けんちょう》所在地は津だ。

⑩ □□《しょうじ》の紙を張り替える。

**脳チャレ!**
「栗鼠」の読みは、①リス ②ハムスターのどちら?

**231ページの答え**　①さくらん　②さっかく　③ていたい　④まいぼつ　⑤せきひ　⑥女優　⑦深刻　⑧頭　⑨散策　⑩集大成



脳チャレの答え　②数えるほどしかない

基礎トレ

# 228日目

学習日　月　日

体調管理はしっかりと

目標 1分

かかった時間　分　秒

正答数　/10

――線は読みがなを、□には漢字を書きましょう。

① 甚だ遺憾な出来事だ。（　）

② 逆上がりができたよ。（　）

③ 貿易の自由化を話し合う。（　）

④ 洗濯済みの清潔な衣類だ。（　）

⑤ 内容を吟味する。（　）

⑥ □《こおり》で冷やす。

⑦ 古い□□《まきもの》の書を読み解く。

⑧ □□《しょくよく》が旺盛だ。

⑨ 蚕《かいこ》の繭《まゆ》から□□《きぬいと》を作る。

⑩ □□《けいこく》に従う。

脳チャレ！

「ラ」の元になった漢字は、①等　②良のどちら？

232ページの答え　①困　②つえ　③倒　④いたって　⑤妙　⑥こけ　⑦あきち

言葉トレ

# 229日目

学習日　月　日

囲碁や将棋はできますか？

目標 1分

かかった時間　分　秒

正答数　/5

マス目には同じ読み「しんこう」になる二字熟語が入ります。言葉の意味をヒントに「候補」の漢字をマス目に当てはめて、5つの二字熟語を書き分けてください。

候補

仰　振　攻　親
信　進　興　侵
　　　　交　行

① ⇓ 神仏などを信じてあがめること。

② ⇓ 他国や他の領地に攻め込むこと。「内乱に乗じて敵本土に—する」。

③ ⇓ 学術・産業などを盛んにすること。

④ ⇓ 乗り物などが目的地点に向かって前進して行くこと。

⑤ ⇓ 親しくつきあうこと。親密な交際をすること。

脳チャレ！

「進捗」の読みは、①しんぽ　②しんちょくのどちら？

233ページの答え　①みる　②ねんまく　③かいか　④ふるう　⑤きっぷ　⑥群衆　⑦羊　⑧宣告　⑨県庁　⑩障子

脳チャレの答え　①リス

学習日 月 日

植物はお好きですか?

目標 1分

かかった時間 分 秒

正答数 / 10

——線は読みがなを、□には漢字を書きましょう。

① 炭酸飲料を飲む。（　　　　）

② 風疹の予防接種をしました。（　　　　）

③ 大型で勢力の強い台風だ。（　　　　）

④ うさぎの飼育係になる。（　　　　）

⑤ 図工の授業で切り絵を作った。（　　　　）

⑥ 飛行機を□《そう》□《じゅう》する。

⑦ 時計の□《たん》□《しん》が動かない。

⑧ 事件の□《すい》□《い》を見守る。

⑨ □《い》□《さん》を相続する。

⑩ 食糧を□《ちょ》□《ぞう》する。

アドバイス
言葉とともに、過去を思い出すことも脳に効果的です。

234ページの答え ①はなはだ ②さかあがり ③ぼうえき ④せいけつ ⑤ないよう ⑥氷 ⑦巻物 ⑧食欲 ⑨絹糸 ⑩警告

脳チャレの答え ②良（良の上部分）

基礎トレ

# 231日目

学習日　月　日

たまには焼肉もいいですね

目標 30秒

かかった時間　分　秒

正答数　/10

――線は読みがなを、□には漢字を書きましょう。

① 彼は版画が好きだ。（　　）

② 復習した所が試験に出た。（　　）

③ 会議で話し合う。（　　）

④ 肥満になりやすい体質だ。（　　）

⑤ 独学でマスターしました。（　　）

⑥ □《じょう》□《き》機関車に乗った。

⑦ プロ野球が□《かい》□《まく》した。

⑧ □《けん》□《り》を主張する。

⑨ 蝶の□《よう》□《ちゅう》が葉を食べる。

⑩ □《こう》□《さん》して白旗をあげる

脳チャレ!

「南瓜」の読みは、①ブロッコリー　②カボチャのどちら？

235ページの答え　①信仰　②侵攻　③振興　④進行　⑤親交



脳チャレの答え　②しんちょく

## パズル 232日目

矢印の方向に読むと二字熟語ができるように、中央のマスに漢字を当てはめてください。当てはめた漢字で二字熟語を考えて、下にあるマスに書いてみましょう。

接↘　身→　付↗　□　↗所　→海　↘況

花↘　参→　柔↗　□　↗化　→徳　↘程

二字熟語 □□

学習日 月 日

いつも頑張っていますね

目標 1分

かかった時間 分 秒

---

## パズル 233日目

ひらがなは漢字の読みです。「候補」の漢字をマスに当てはめて、同じ読みで違う意味になる二字熟語を、2つずつ作ってください。

① き □ ／ ちょう 重 ／ 機 □

② こう □ ／ そう 層 ／ 構 □

③ せい □ ／ かく 格 ／ 正 □

④ せん □ ／ こく 告 ／ 先 □

候補

想　貴　確　宣　刻　長　高　性

学習日 月 日

パズルのベテランです！

目標 1分

かかった時間 分 秒

236ページの答え　①たんさんいんりょう　②よぼうせっしゅ　③たいふう　④しいくがかり　⑤ずこう　⑥操縦　⑦短針　⑧推移　⑨遺産　⑩貯蔵

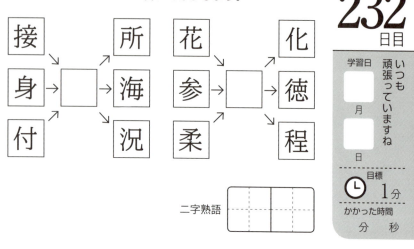

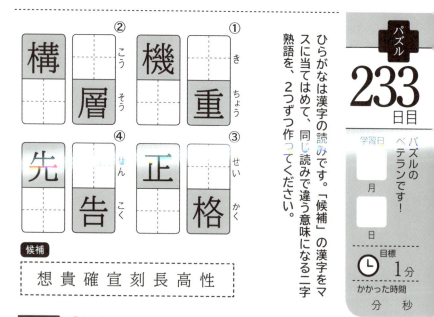

学習日 月 日
認知症予防にいいですね！
目標 3分
かかった時間 分 秒

次の言葉をすべて使って、短文を作りましょう。

①恋 熱 忠告

ヒント「熱にうなされる」は誤りです。

②人材 確保 青田

ヒント「青田刈り」は誤りです。

脳チャレ！
「ウ」の元になった漢字は、①卯 ②宇のどちら？

237ページの答え ①はんが ②ふくしゅう ③かいぎ ④ひまん ⑤どくがく ⑥蒸気 ⑦開幕 ⑧権利 ⑨幼虫 ⑩降参

脳チャレの答え ②カボチャ

基礎トレ

# 235日目

ゆっくり噛んで食事しましょう

学習日　月　日

目標　1分

かかった時間　分　秒

正答数　/10

――線は読みがなを、□には漢字を書きましょう。

① 屋根の瓦《かわら》が落ちてきた。（　）

② 報告が遅れる。（　）

③ 船が通れる大きな河口だ。（　）

④ 暴力は絶対反対だ。（　）

⑤ 省略した部分が気になる。（　）

⑥ ここは立入禁止の□□《くいき》だ。

⑦ □《くさり》でつなぎ留める。

⑧ □□□《おうじょうぎわ》が悪い。

⑨ □□《はいゆう》の演技を指導する。

⑩ □□《たんじゅん》な問題だ。

脳チャレ!
「出納」の読みは、①すいとう ②しゅつのうのどちら?

238ページの答え
232日目　近道
233日目　①貴重／機長　②高層／構想　③性格／正確　④宣告／先刻

基礎トレ

# 236日目

朝の激しい運動はひかえましょう

学習日　　月　　日

目標　1分

かかった時間　　分　　秒

正答数　　/10

——線は読みがなを、□には漢字を書きましょう。

①昼食は愛妻弁当です。（　　　）

②彼の証言は信用できます。（　　　）

③公園に銅像ができた。（　　　）

④手違いを謝罪する。（　　　）

⑤探偵が真犯人を見つける。（　　　）

⑥□□《うんちん》を窓口で精算する。

⑦落第せずに□□《そつぎょう》できた。

⑧□□□《きねんひん》を贈呈します。

⑨□□《びょうき》が治った。

⑩怠《なま》けて□□《がくりょく》が低下した。

脳チャレ!

「ゑ（え）」の元になった漢字は、①恵　②枝のどちら？

239ページの答え
① 例 彼女は恋の熱に浮かされていて、忠告など耳に入らない。
② 例 優秀な人材を確保するため、卒業前の学生を青田買いした。



脳チャレの答え　②宇（宇の上の部分）

言葉トレ

# 237日目

じっくり問題を解いてみよう

学習日　月　日

目標 2分

かかった時間　分　秒

正答数　/8

漢字は「国の名前」です。「候補」から読みがなを選んで書きましょう。

① 希臘（　　）

② 智利（　　）

③ 錫蘭（　　）

④ 牙買加（　　）

⑤ 象牙海岸（　　）

⑥ 印度（　　）

⑦ 伊太利亜（　　）

⑧ 伊拉久（　　）

**候補**

インド・イタリア・イラク・チリ・スリランカ・ギリシャ・コートジボワール・ジャマイカ

**脳チャレ!**

①怒り心頭に達する ②怒り心頭に発する、正しいのはどちら?

240ページの答え　①やね　②ほうこく　③かこう　④ぼうりょく　⑤しょうりゃく　⑥区域　⑦鎖　⑧往生際　⑨俳優　⑩単純

脳チャレの答え　①すいとう

音読トレ

# 238日目

学習日　月　日

強い意志を感じます！

目標 2分

かかった時間　分　秒

正答数　/7

次の文章を声に出して読みましょう。
――線は読みがなを、カタカナは漢字を書きましょう。

そこで宝塚新温泉内の娯楽設備を①ジュウジツさせることとなり、明治四十五年七月一日には近代的な②構造の洋館を増設して、室内水泳場を中心とした娯楽設備を③設けて、これをパラダイスと名づけた。このプールの設計は、その当⑤時の日本にはどこにも無い最初の④ココロみであったが、時勢が早すぎたことと、⑥蒸気の通らない室内プールの失敗と、女子の観客を許さない取締りや男女共泳も許さないといういろいろの事情から、利用される⑦ハンイがすこぶるせまく、結局失敗に終ってしまった。

小林一三「宝塚生い立ちの記」

① じゅう じつ

②

③

④ こころ

⑤

⑥

⑦ はん い

241ページの答え　①べんとう　②しょうげん　③どうぞう　④しゃざい　⑤しんはんにん　⑥運賃　⑦卒業　⑧記念品　⑨病気　⑩学力

脳チャレの答え　①恵

基礎トレ

# 239日目

脳をバージョンアップしよう

学習日　　月　　日

目標 1分

かかった時間　　分　　秒

正答数　　/10

——線は読みがなを、□には漢字を書きましょう。

① 久しぶりに旧友と会う。（　　　）

② カナダに留学したことがある。（　　　）

③ あなたは命の恩人です。（　　　）

④ そんな態度では嫌われるよ。（　　　）

⑤ 険しい山道を歩いていく。（　　　）

⑥ 品質の□□《こうじょう》をはかる。

⑦ 問題の解決に□《つと》める。

⑧ □□《ちょっけい》から円周を計算する。

⑨ □□《とくてん》を重ねて勝利した。

⑩ 売り上げを□□《しゅうけい》する。

脳チャレ!

「胡瓜」の読みは、①キュウリ　②ズッキーニ　のどちら?

242ページの答え　①ギリシャ　②チリ　③スリランカ　④ジャマイカ　⑤コートジボワール　⑥インド　⑦イタリア　⑧イラク

脳チャレの答え　②怒り心頭に発する

基礎トレ

# 240日目

頭を柔らかくして解いてみよう

学習日　月　日

目標 1分

かかった時間　分　秒

正答数　/ 10

――線は読みがなを、□には漢字を書きましょう。

① 逃走経路を確保する。（　　）

② 多くの志願者が名乗り出た。（　　）

③ 雑草のようにたくましい奴だ。（　　）

④ 正しい習慣を身につけよう。（　　）

⑤ 音沙汰のない同窓生。（　　）

⑥ □□《ごうれい》をかけて集合させる。

⑦ □□《ひつよう》な書類を用意した。

⑧ 五輪の□□《せいか》ランナーになる。

⑨ □□□《ゆきげしき》がきれいだ。

⑩ □□《どうろ》を注意して横断した。

脳チャレ！
「相殺」の読みは、①そうさつ　②そうさいのどちら？

243ページの答え　①充実　②こうぞう　③もうけて　④試　⑤じせい　⑥じょうき　⑦範囲

言葉トレ

# 241日目

学習日　月　日

努力は裏切らない！

目標 2分

かかった時間　分　秒

正答数　／8

日本でよく使われるカタカナ語を、日本語に直すとどんな言葉になるでしょうか。「候補」から選んで、漢字で書きましょう。

① 一台の自動車の使用時間をシェア。（　　）
② 的確な予測を述べるアナリスト。（　　）
③ 年金のバックアップで生活が安定。（　　）
④ モチベーションとなる勇気ある言葉。（　　）
⑤ 首相のビジョンに沿って立案する。（　　）
⑥ プライオリティーの高い仕事。（　　）
⑦ スキルの高い中途採用者。（　　）
⑧ セカンドオピニオンで原因究明。（　　）

**候補**

ぎのう・だいにしんだん・ぶんせきか・どうきづ（け）・てんぼう・しえん・わ（け）あ（う）・ゆうせんじゅんい

脳チャレ！

「鰯」の読みは、①いわし ②さばのどちら？

244ページの答え ①きゅうゆう ②りゅうがく ③おんじん ④たいど ⑤けわしい ⑥向上 ⑦努 ⑧直径 ⑨得点 ⑩集計

脳チャレの答え ①キュウリ

基礎トレ

# 242日目

学習日　月　日

全力で解く！

目標 1分

かかった時間　分　秒

正答数　／10

――線は読みがなを、□には漢字を書きましょう。

① 宿題をすませて遊びなさい。（　　）

② 防災の訓練は大切です。（　　）

③ すいている車両へ移った。（　　）

④ 芸能人が所属する事務所だ。（　　）

⑤ 涙は女の武器だ。（　　）

⑥ □□□《どうぶつえん》で象を見た。

⑦ □□《しゅげい》教室に通ってます。

⑧ 双子の□□《しまい》でそっくりだ。

⑨ □□《こくみん》の期待に応えたい。

⑩ 夫と妻で□□《かじ》を分担する。

脳チャレ！

おやつの「やつ」の語源は、どちら？

①奴　②昔の時刻八つ時の

245ページの答え　①けいろ　②しがんしゃ　③ざっそう　④しゅうかん　⑤おとさた　⑥号令　⑦必要　⑧聖火　⑨雪景色　⑩道路

脳チャレの答え　②そうさい

基礎トレ

# 243日目

感謝の気持ちを伝えましょう

学習日　　月　　日

目標　1分

かかった時間　　分　　秒

正答数　　/10

―線は読みがなを、□には漢字を書きましょう。

① 実在する人物とは思えない。（　　）

② 修学旅行で沖縄に来た。（　　）

③ 順序が逆になっているよ。（　　）

④ 彼は主張を曲げない。（　　）

⑤ 見事な演技に舌を巻いた。（　　）

⑥ 雷で家が□《てい》□《でん》した。

⑦ 商品は□《そう》□《こ》で保管してます。

⑧ □《たん》□《い》を落として落第した。

⑨ □《えん》□《ぶん》を控える。

⑩ □《じ》□《しょ》で言葉の意味を引く。

脳チャレ!

①消息を絶つ　②消息を断つ、正しいのはどちら？

246ページの答え　①分け合う　②分析家　③支援　④動機付け　⑤展望　⑥優先順位　⑦技能　⑧第二診断

脳チャレの答え　①いわし

音読トレ

# 244日目

学習日　月　日

最近感動して泣きましたか？

目標 2分

かかった時間　分　秒

正答数　/7

次の文章を声に出して読みましょう。
——線は読みがなを、カタカナは漢字を書きましょう。

そういう愛の最初の徴候①は、絹子《きぬこ》と同じように、扁理《へんり》にも現われだした。
自分のランザツ②な生き方のおかげで、扁理はその徴候をば単なる倦怠③のそれと間違えながら、それを女達の硬い④性質と自分の弱い性質との差異⑤のせいにした。そして「ダイアモンドは硝子⑥を傷つける」というゲンリ⑦を思い出して、自分もまた九鬼《くき》のように傷つけられないうちに、彼女たちから早く遠ざかってしまった方がいいと考えた。

堀辰雄「聖家族」

①（　　）
②らん ざつ
③（　　）
④（　　）
⑤（　　）
⑥（　　）
⑦げん り

247ページの答え
①しゅくだい　②ぼうさい　③しゃりょう　④しょぞく　⑤ぶき
⑥動物園　⑦手芸　⑧姉妹　⑨国民　⑩家事



脳チャレの答え　②昔の時刻八つ時

基礎トレ

# 245日目

脳トレで気分爽快！

学習日　　月　　日

目標 30秒

かかった時間　　分　　秒

正答数　　／10

――線は読みがなを、□には漢字を書きましょう。

① 余分なものは捨てよう。（　　）

② 入館の許可証をもらう。（　　）

③ 消毒液の入った容器です。（　　）

④ 新しい制度を導入しよう。（　　）

⑤ 復興を支援する団体です。（　　）

---

⑥ 新製品が□□《かんせい》した。

⑦ □□《きせつ》が巡り春が来た。

⑧ □□《とっくん》の成果で上達した。

⑨ 前後の□□《ぶんみゃく》から読み解く。

⑩ □□《にもつ》を駅に預けました。

脳チャレ！

「ク」の元になった漢字は、①久　②句のどちら？

248ページの答え　①じつざい　②しゅうがくりょこう　③じゅんじょ　④しゅちょう　⑤した　⑥停電　⑦倉庫　⑧単位　⑨塩分　⑩辞書

脳チャレの答え　①消息を絶つ

基礎トレ

# 246日目

漢字には意味があります

学習日　月　日

目標 1分

かかった時間　分　秒

正答数　/10

――線は読みがなを、□には漢字を書きましょう。

① 気象衛星が軌道に乗った。（　　）

② 銭湯の湯船につかる。（　　）

③ 夫婦で同じ趣味を持ってます。（　　）

④ 店を任される。（　　）

⑤ 迷子を保護する。（　　）

⑥ □□《やさい》サラダを作る。

⑦ 道の駅で□□□《とくさんぶつ》を買う。

⑧ □□□《あくてんこう》でも実施します。

⑨ □□《せんきょ》に出馬する。

⑩ 誰に□□《とうひょう》したかは秘密だ。

脳チャレ!

「措置」の読みは、①そち ②しょちのどちら？

249ページの答え ①ちょうこう ②乱雑 ③けんたい ④かたい ⑤さい ⑥がらす ⑦原理

パズル
# 247日目

学習日　月　日

日々の積み重ねが大事ですよ

目標 3分

かかった時間　分　秒

「候補」の漢字をマスに当てはめて、9つの三字熟語を作ってください。そのとき、太い線でつながれた2つのマスには、同じ漢字を入れてください。

**候補**

| | | |
|---|---|---|
| 科 | 学 | 質 |
| 集 | 所 | 地 |
| 物 | 耳 | 問 |

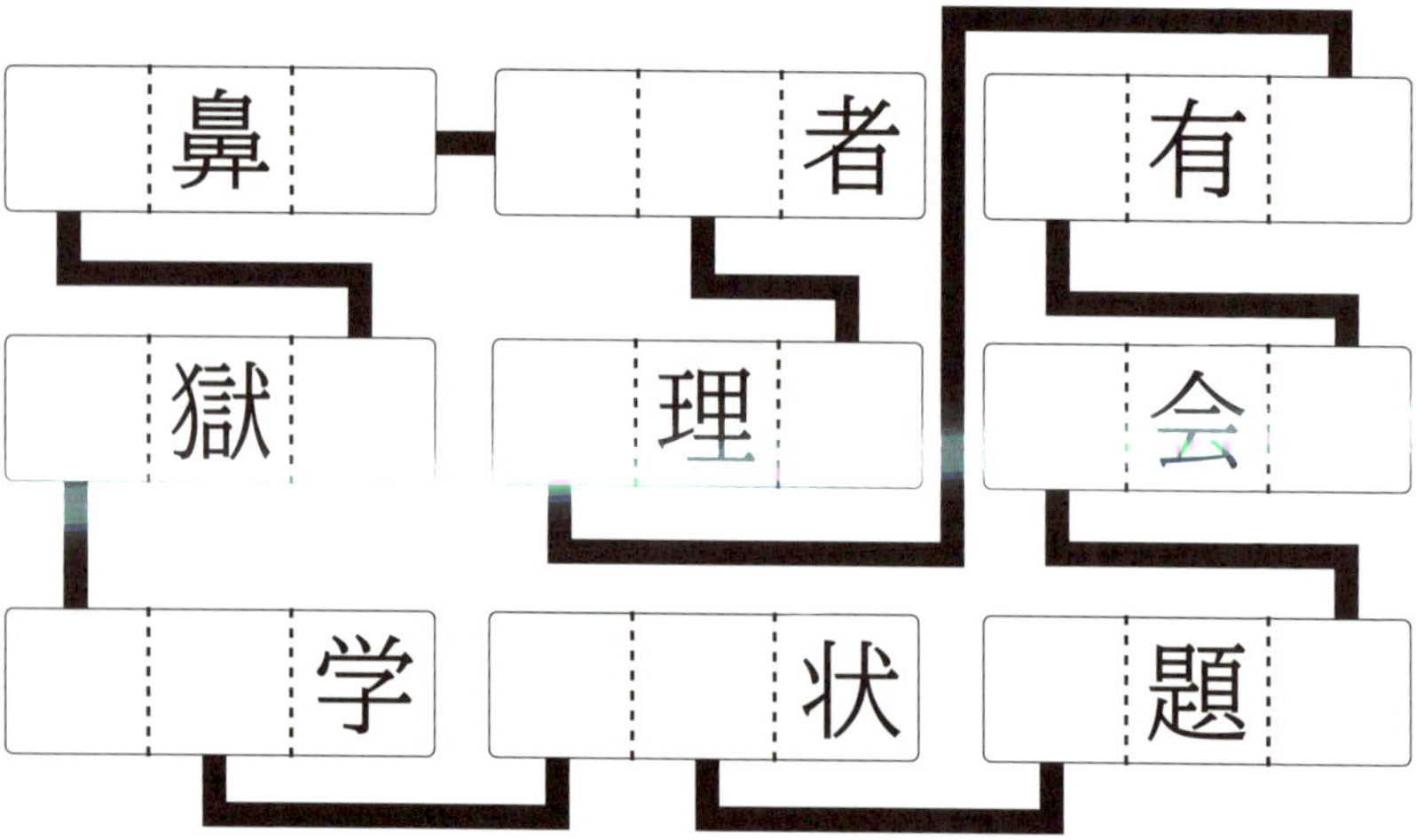


250ページの答え　①よぶん　②きょかしょう　③しょうどくえき　④どうにゅう　⑤ふっこう　⑥完成　⑦季節　⑧特訓　⑨文脈　⑩荷物

脳チャレの答え　①久（久の左側部分）

基礎トレ

# 248日目

老後のこと、考えていますか?

学習日　月　日

目標 1分

かかった時間　分　秒

正答数　/10

——線は読みがなを、□には漢字を書きましょう。

① 火山が噴火した。（　　）

② 人形劇を上演する。（　　）

③ 自作の俳句を投稿する。（　　）

④ 金閣寺の美しさに感動した。（　　）

⑤ 残った仕事を処理する。（　　）

⑥ □《けい》□《りん》選手の足は太いよ。

⑦ 甘いものが□《こう》□《ぶつ》です。

⑧ □《み》□《らい》をになう若者たちだ。

⑨ □《き》□《ぼう》の部署に配属された。

⑩ □《きん》□《じょ》を散歩する。

脳チャレ!

「鰤」の読みは、①ぶり ②はものどちら?

251ページの答え
①きしょうえいせい　②せんとう　③ふうふ　④まかされる　⑤まいご
⑥野菜　⑦特産物　⑧悪天候　⑨選挙　⑩投票



脳チャレの答え ①そち

言葉トレ

# 249日目

昔懐かしい遊びでもしてみては？

学習日 　月　　日

目標 1分

かかった時間 　分　秒

正答数 　/4

違う言葉なのに意味がほぼ同じ言葉の関係を「同義語」といいます。「候補」の漢字をマスに当てはめて、「同義語」になるようにしてください。「候補」には、使わない漢字一字が混ざっています。

候補

| | | |
|---|---|---|
| 間 | 勝 | 当 |
| 見 | 材 | 然 |
| 遺 | 料 | 瞬 |

① 必□□＝□□然
必ずそうなる、ほかになりようのないこと。

② 瞬□□＝□□時
きわめて短い時間。何かをした、そのとたん。

③ 原□□＝□□料
ある物品を作るもとになるもの。

④ 形□□＝□□品
別れた人を思い出すよりどころとなるもの。

脳チャレ！
「き」の元になった漢字は、①木 ②幾のどちら？

252ページの答え

| | | |
|---|---|---|
| 耳鼻科 | 科学者 | 所有物 |
| 地獄耳 | 物理学 | 集会所 |
| 地質学 | 質問状 | 問題集 |

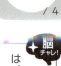

基礎トレ

# 250日目

学習日　月　日

脳トレのベテランですね！

目標 1分

かかった時間　分　秒

正答数　／10

――線は読みがなを、□には漢字を書きましょう。

①　生存者を救出する。
（　　　　）

②　価格を表で一覧にする。
（　　　　）

③　不孝な人はいなくなった。
（　　　　）

④　地震で活断層が動きました。
（　　　　）

⑤　「高い」は形容詞です。
（　　　　）

⑥　□《きゅう》□《きゅう》箱から薬を出す。

⑦　□《つう》□《わ》を録音する。

⑧　不景気で□《しょう》□《ひ》が冷え込む。

⑨　□《しょっ》□《き》を洗う。

⑩　□《かど》□《まつ》を立てて正月を祝う。

脳チャレ！

①乗るか反るか　②伸るか反るか、正しいのはどちら？

253ページの答え　①かざん　②にんぎょうげき　③とうこう　④きんかくじ　⑤しょり　⑥競輪　⑦好物　⑧未来　⑨希望　⑩近所



脳チャレの答え　①ぶり

言葉トレ

# 251日目

手を動かすことは脳のウォーミングアップになります

学習日　月　日

目標 2分

かかった時間　分　秒

正答数　/5

意味がまったく逆になる言葉の関係を「反対語」といいます。
「候補」の漢字をマスに当てはめて、それぞれ「反対語」になるようにしてください。

候補

培 孫 祖 産
独 消 自 帯
議 和

① 子□ ⇔ □先
② 生□ ⇔ □費
③ 争□ ⇔ □解
④ 栽□ ⇔ □生
⑤ 妻□ ⇔ □身

脳チャレ!
「青梗菜」の読みは、①チンゲンサイ ②パクチーのどちら?

254ページの答え ①必然≒当然 ②瞬間≒瞬時 ③原料≒材料 ④形見≒遺品

脳チャレの答え ②幾

学習日 月 日

トランプ遊びもやってみませんか

目標 1分

かかった時間 分 秒

正答数 / 10

――線は読みがなを、□には漢字を書きましょう。

① 週刊誌に暴露記事が出た。（　　）

② 原寸で示す。（　　）

③ メキシコも合衆国です。（　　）

④ 親孝行をする。（　　）

⑤ 作詞を担当した。（　　）

⑥ 名前の□□《ゆらい》を親に聞く。

⑦ □□《とうだい》の光が夜の海を照らす。

⑧ □□□《せけんてい》を気にする。

⑨ □□《きゅうじん》して社員を増やす。

⑩ □□□《そうまとう》のように思い出す。

**脳チャレ!**

「ネ」の元になった漢字は、①祢 ②子のどちら？

255ページの答え ①せいぞんしゃ ②いちらん ③ふこう ④かつだんそう ⑤けいようし ⑥救急 ⑦通話 ⑧消費 ⑨食器 ⑩門松



脳チャレの答え ②伸るか反るか

基礎トレ

# 253日目

学習日 □月 □日

脳にいいことをいっぱいしましょう

目標 1分

かかった時間 分 秒

正答数 /10

―線は読みがなを、□には漢字を書きましょう。

① 定規で長さを測る。（　　）

② 高校の同窓会に出席した。（　　）

③ 同盟国として経済協力する。（　　）

④ 終始変わらぬ考え方。（　　）

⑤ 破天荒な人生。（　　）

⑥ □□《でんごん》を残して彼は帰った。

⑦ □□《べんり》な世の中になった。

⑧ 落第せずに□□《しんきゅう》できた。

⑨ 電車の□□□《うんてんし》にあこがれた。

⑩ □□《かたがみ》を使い、布を裁断する。

脳チャレ！ 「乳離れ」の読みは、①ちちばなれ ②ちばなれ のどちら？

256ページの答え ①子孫⇔祖先 ②生産⇔消費 ③争議⇔和解 ④栽培⇔自生 ⑤妻帯⇔独身



脳チャレの答え ①チンゲンサイ

# 254日目

学習日　月　日

500円玉貯金はじめてみませんか

目標 2分

かかった時間　分　秒

正答数　/5

意味がまったく逆になる言葉の関係を「反対語」といいます。「候補」の漢字をマスに当てはめて、それぞれ「反対語」になるようにしてください。

候補

眠　局　頂　身
覚　散　楽　結
勝　山

| ① | ② | ③ | ④ | ⑤ |
|---|---|---|---|---|
| 全□ | 辛□ | 山□ | 集□ | 睡□ |
| ⇕ | ⇕ | ⇕ | ⇕ | ⇕ |
| □部 | □勝 | □麓 | □開 | □醒 |

脳チャレ!

「百足」の読みは、①マムシ ②ムカデのどちら?

257ページの答え　①しゅうかんし　②げんすん　③がっしゅうこく　④おやこうこう　⑤さくし　⑥由来　⑦灯台　⑧世間体　⑨求人　⑩走馬灯

脳チャレの答え　①祢（祢の左側部分）

基礎トレ

# 255日目

今日はいろんな人を観察してみましょう

学習日　月　日

目標 1分

かかった時間　分　秒

正答数　/10

——線は読みがなを、□には漢字を書きましょう。

① 英語は必修の教科だ。（　　）

② 路地裏で猫と出会った。（　　）

③ 蓋をしっかり閉める。（　　）

④ 銀河に散らばる無数の星。（　　）

⑤ 平均値を割り出す。（　　）

⑥ □《き》□《おん》□《さ》が激しい。

⑦ □《こ》□《けい》燃料に火をつけた。

⑧ □《なが》□《ちょう》□《ば》を乗り切った。

⑨ □《さん》□《ぽ》は犬と一緒にします。

⑩ スポーツカーが□《こう》□《そく》で走る。

脳チャレ!

①口頭　②口答、正しいのはどちら？

258ページの答え　①じょうぎ　②どうそうかい　③どうめいこく　④しゅうし　⑤はてんこう　⑥伝言　⑦便利　⑧進級　⑨運転士　⑩型紙

脳チャレの答え　②ちばなれ

基礎トレ

# 256日目

パズル問題にも慣れてきましたか？

学習日 月 日

目標 1分

かかった時間 分 秒

正答数 /10

――線は読みがなを、□には漢字を書きましょう。

① 天皇陛下のお言葉。（　　）

② 放射線を用いる治療法がある。（　　）

③ 船で湖を遊覧する。（　　）

④ 住宅地に不審者が出没する。（　　）

⑤ 事件は急展開を見せた。（　　）

⑥ □□□《ねったいぎょ》が水槽《すいそう》で泳ぐ。

⑦ 軍の□□《たいちょう》が統率する。

⑧ □□《はつげん》はすべて記録される。

⑨ まず□□《れいだい》を解いてみる。

⑩ □□《はんせい》の色が見えない。

脳チャレ!

「鱧」の読みは、①かます ②はものどちら？

259ページの答え ①全身⇔局部 ②辛勝⇔楽勝 ③山頂⇔山麓 ④集結⇔散開 ⑤睡眠⇔覚醒



脳チャレの答え ②ムカデ

# 257日目

漢字への苦手意識はなくなりましたか？

学習日　月　日

目標 1分

かかった時間　分　秒

正答数　／5

マス目には同じ読み「かんしょう」になる二字熟語が入ります。言葉の意味をヒントに「候補」の漢字をマス目に当てはめて、5つの二字熟語を書き分けてください。

**候補**

鑑　傷　完　渉
緩　賞　感　勝
　　　　衝　干

①
⇓
他人のことに立ち入って自分の意思に従わせようとすること。

②
⇓
一方的に勝つこと。完全な勝利。

③
⇓
物事に感じやすく、すぐ悲しんだり同情したりする心の傾向。

④
⇓
芸術作品などを見たり聞いたり読んだりして、そのよさを味わうこと

⑤
⇓
対立しているものなどの間にあって、衝突や不和などを和らげること

**脳チャレ！**
「た」の元になった漢字は、①太　②田のどちら？

260ページの答え　①ひっしゅう　②ろじうら　③ふた　④ぎんが　⑤へいきんち　⑥気温差　⑦固形　⑧長丁場　⑨散歩　⑩高速

脳チャレの答え　①口頭

基礎トレ

# 258日目

学習日　月　日

こんなのお手のもの!

目標 1分

かかった時間　分　秒

正答数　/10

――線は読みがなを、□には漢字を書きましょう。

① オーケストラを指揮する。（　）
② 温泉街を浴衣《ゆかた》で歩いた。（　）
③ 勉強に意欲的に取り組む。（　）
④ 生命誕生の神秘。（　）
⑤ 在庫を取捨選択する。（　）

⑥ □□《きょうよう》スペースを活用する。
⑦ □□《へや》の温度を調節する。
⑧ 捕まえた昆虫を□□《かんさつ》する。
⑨ □□□《ぼうえんきょう》で天体を見る。
⑩ □《くすり》を飲む。

脳チャレ!
① 間が持てない ② 間が持たない、正しいのはどちら?

261ページの答え ①へいか ②ほうしゃせん ③ゆうらん ④じゅうたくち ⑤きゅうてんかい ⑥熱帯魚 ⑦隊長 ⑧発言 ⑨例題 ⑩反省



脳チャレの答え ②はも

基礎トレ

259日目

学習日　月　日

尖った鉛筆は気持ちいいですね

目標 1分

かかった時間　分　秒

正答数　/10

──線は読みがなを、□には漢字を書きましょう。

① 登山には必携の雨合羽《あまがっぱ》。（　　）

② 不屈の精神力。（　　）

③ 街路樹が続く道がある。（　　）

④ 遊園地で観覧車に乗った。（　　）

⑤ 果樹園でとれた桃です。（　　）

⑥ 駅の□□《しゅうへん》を観光した。

⑦ □□《しあい》は引き分けだった。

⑧ この薬には□□□《ふくさよう》がある。

⑨ 眠りやすい□《まくら》。

⑩ □□《ゆうき》を出して挑む。

脳チャレ!

「土筆」の読みは、①ゼンマイ　②ツクシのどちら?

262ページの答え　①干渉　②完勝　③感傷　④鑑賞　⑤緩衝

脳チャレの答え　①太

パズル 260日目

学習日 月 日

手ごわい問題ほど脳は活発になります

目標 1分

かかった時間 分 秒

矢印の方向に読むと二字熟語ができるように、中央のマスに漢字を当てはめてください。当てはめた漢字で三字熟語を考えて、下にあるマスに書いてみましょう。

| | | | | |
|---|---|---|---|---|
| 白 ↘ | | 台 ↓ | | ↗ 旅 |
| 和 → | □ | — □ — | □ | → 頭 |
| 壁 ↗ | | ↓ 鈴 | | ↘ 室 |

三字熟語 □□□

パズル 261日目

学習日 月 日

発想の転換が脳には大事です

目標 1分

かかった時間 分 秒

「候補」の漢字をマスに当てはめて4つの四字熟語を作ってください。

| ① | ② | ③ | ④ |
|---|---|---|---|
| □ | □ | □ | □ |
| □ | 響 | 楽 | □ |
| 交 | □ | □ | 団 |
| □ | □ | □ | □ |

候補

椅 安 音 果 勤 結
子 効 参 大 代 同

263ページの答え ①しき ②おんせんがい ③いよくてき ④しんぴ ⑤しゅしゃせんたく ⑥共用 ⑦部屋 ⑧観察 ⑨望遠鏡 ⑩薬



脳チャレの答え ①間が持てない

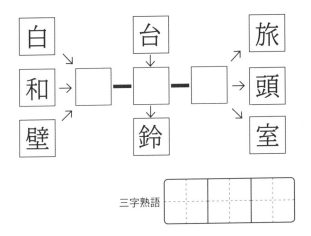

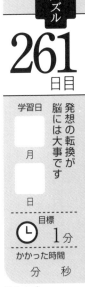

言葉トレ

# 262日目

毎日を楽しく過ごしましょう！

学習日　月　日

目標 3分

かかった時間　分　秒

次の言葉をすべて使って、短文を作りましょう。

① 拒絶　表情　取り付く

ヒント「取り付く暇がない」は誤りです。

② 失敗　しかめる　舌打ち

ヒント「眉をしかめる」は誤りです。

脳チャレ！「ル」の元になった漢字は、①流　②留のどちら？

264ページの答え ①ひっけい　②ふくつ　③がいろじゅ　④かんらんしゃ　⑤かじゅえん　⑥周辺　⑦試合　⑧副作用　⑨枕　⑩勇気

脳チャレの答え　②ツクシ

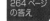

基礎トレ

# 263日目

学習日 月 日

考えすぎは体に毒ですよ

目標 1分

かかった時間 分 秒

正答数 / 10

――線は読みがなを、□には漢字を書きましょう。

① 博覧会へ参加する。（　　）

② 生ものを冷蔵する。（　　）

③ 税務署で納税の手続きをする。（　　）

④ 容疑を認めない。（　　）

⑤ ここは百万石《ひゃくまんごく》の城下町でした。（　　）

⑥ 記者が□□《しゅざい》する。

⑦ □□《すいがい》で農作物がやられた。

⑧ 豊富な□□《しゅるい》の中から選ぶ。

⑨ □□《てかがみ》に顔を映す。

⑩ □□《みち》の領域に突入した。

脳チャレ!

「貼付」の読みは、①ちょうふ ②はりつけのどちら?

265ページの答え
260日目 紙風船
261日目 ①参勤交代 ②音響効果 ③安楽椅子 ④大同団結

基礎トレ

# 264日目

きれいな字で書いてみましょう

学習日　　月　　日

目標 1分

かかった時間　　分　　秒

正答数　　/10

――線は読みがなを、□には漢字を書きましょう。

① 著名人のサインをもらった。（　　　　）

② 聖火ランナーを応援する。（　　　　）

③ 拡大して細部を見る。（　　　　）

④ 派出所のお巡りさんに相談する。（　　　　）

⑤ 高価な貴金属を盗まれた。（　　　　）

⑥ 結婚式の□□《しかい》をした。

⑦ □□《ねつい》が通じた。

⑧ □□《ふくわら》いをして遊ぶ。

⑨ □□《しんぶん》に目を通す。

⑩ □□《いんさつ》した年賀状を投函《とうかん》する。

**脳チャレ！**

①未前　②未然、正しいのはどちら？

266ページの答え
① 例 相手の拒絶的な表情を見て、交渉のために取り付く島がない。
② 例 同じ失敗の繰り返しに対して顔をしかめて、舌打ちした。

脳チャレの答え　①流（流の右下部分）

音読トレ

# 265日目

空想は想像力を高めます

学習日　月　日

目標 2分

かかった時間　分　秒

正答数　/7

次の文章を声に出して読みましょう。
――線は読みがなを、カタカナは漢字を書きましょう。

①シンミな、やさしい、そして男らしい心に生まれた君は、②ダマってこのありさまを見て過ごす事はできなくなった。君は君に近いものの生活のために、正しい汗を③額に流すのを④クいたり恥じたりしてはいられなくなった。そして君はまっしぐらに労働生活のまっただ中に乗り出した。⑤寒暑と波濤《はとう》と力わざと荒くれ男らとの交わりは君の筋骨と⑥ドキョウとを鉄のように⑦キタえ上げた。君はすくすくと大木のようにたくましくなった。

有島武郎「生まれいづる悩み」

① しん　み
② だま
③
④ く
⑤
⑥ ど　きょう
⑦ きた

267ページの答え　①はくらんかい　②れいぞう　③ぜいむしょ　④ようぎ　⑤じょうかまち　⑥取材　⑦水害　⑧種類　⑨手鏡　⑩未知

脳チャレの答え　①ちょうふ

学習日 月 日

あと100日ですよ！

目標 1分

かかった時間 分 秒

正答数 /10

——線は読みがなを、□には漢字を書きましょう。

① 一泊二日の旅程だ。（　　）
② 母の観劇に同行する。（　　）
③ 彼女は能天気な性格だ。（　　）
④ 菌の繁殖力はすごい。（　　）
⑤ よそ見をした途端転んだ。（　　）

⑥ 倉庫の整理を□□《てつだ》う。
⑦ □□《ふうけい》を鉛筆で描く。
⑧ 劇場はお客で□□《まんいん》だ。
⑨ □□《ぼくじょう》で草を食む牛。
⑩ □□□《ひこうき》で海を渡る。

脳チャレ！
「ら」の元になった漢字は、①等 ②良のどちら？

268ページの答え
①ちょめいじん ②せいか ③かくだい ④はしゅつじょ ⑤ききんぞく
⑥司会 ⑦熱意 ⑧福笑 ⑨新聞 ⑩印刷

脳チャレの答え ②未然

基礎トレ

# 267日目

取り組む姿勢が大事です

学習日　月　日

目標 1分

かかった時間　分　秒

正答数　/10

──線は読みがなを、□には漢字を書きましょう。

① 会場が騒然となる。（　　）

② 力強いタッチの油彩。（　　）

③ 彼とは血縁関係にある。（　　）

④ 本の監修は内科の名医だ。（　　）

⑤ 珠玉の瓦礫《がれき》に在るが如し。（　　）

⑥ □□《がいとう》が夜道を照らす。

⑦ □□《なふだ》を失くしてしまった。

⑧ □《たたみ》を入れ替える。

⑨ 漢方薬で持病を□《なお》す。

⑩ □□《くろう》が絶えない。

脳チャレ！

①新規巻き返し ②新規蒔き直し、正しいのはどちら？

269ページの答え ①親身 ②黙 ③ひたい ④悔 ⑤かんしょ ⑥度胸 ⑦鍛

学習日　月　日

初心にかえりましょう

目標 2分

かかった時間　分　秒

正答数　/5

意味がまったく逆になる言葉の関係を「反対語」といいます。「候補」の漢字をマスに当てはめて、それぞれ「反対語」になるようにしてください。

候補

在 足 俊 駄
犬 静 曖 瞭
興 密

| ① | ② | ③ | ④ | ⑤ |
|---|---|---|---|---|
| 鈍□ | 明□ | 鎮□ | 点□ | 名□ |
| ⇕ | ⇕ | ⇕ | ⇕ | ⇕ |
| □足 | □昧 | □奮 | □集 | □犬 |

脳チャレ!

①異存はない ②異存は出ない、正しいのはどちら?

270ページの答え ①りょてい ②どうこう ③のうてんき ④はんしょくりょく ⑤とたん ⑥手伝 ⑦風景 ⑧満員 ⑨牧場 ⑩飛行機

脳チャレの答え ②良

基礎トレ

# 269日目

学習日　月　日

昨日はどんな服を着ていましたか？

目標 1分

かかった時間　分　秒

正答数　/10

——線は読みがなを、□には漢字を書きましょう。

① 激昂して机を叩く。（　　）

② 豪雨で堤防が決壊した。（　　）

③ 細かく描かれた細密画を買う。（　　）

④ 兄の見舞いに行く。（　　）

⑤ キャラクターの愛称を公募する。（　　）

⑥ □《じん》□《ぎ》を重んじる。

⑦ □《おん》□《だん》な気候の島だ。

⑧ □《けい》□《てき》で船の接近を知らす。

⑨ 課題を□《よく》□《とし》に持ち越す。

⑩ □《じゅん》□《きん》の指輪をはめる。

脳チャレ！

「玉蜀黍」の読みは、①トウモロコシ　②ヘチマのどちら？

271ページの答え　①そうぜん　②ゆさい　③けつえん　④かんしゅう　⑤しゅぎょく　⑥街灯　⑦名札　⑧畳　⑨治　⑩苦労

脳チャレの答え　②新規蒔き直し

基礎トレ

# 270日目

生活にメリハリを！

学習日　月　日

目標 1分

かかった時間　分　秒

正答数　／10

——線は読みがなを、□には漢字を書きましょう。

① 暖簾に腕押し。（　　）

② 結果から考察する。（　　）

③ 根拠のない発言だ。（　　）

④ 添乗員付きのツアーに参加する。（　　）

⑤ 彼は稀代の天才棋士《きし》だ。（　　）

⑥ 万年筆を□□《あいよう》する。

⑦ 人生の□□《ねんりん》を感じる。

⑧ □□□《しょくちゅうどく》に気をつける。

⑨ 鍵《かぎ》を□□《かんり》する。

⑩ □□□《いしょくじゅう》に不自由がない。

脳チャレ！

「ン」の元になった漢字は、①尓 ②云のどちら？

272ページの答え ①鈍足⇔俊足 ②明瞭⇔曖昧 ③鎮静⇔興奮 ④点在⇔密集 ⑤名犬⇔駄犬

脳チャレの答え ①異存はない

パズル

# 271日目

学習日　　月　　日

目を閉じてゆっくり深呼吸

目標 3分

かかった時間　　分　　秒

「候補」の漢字をマスに当てはめて、熟語が重なりつながるクロスワードを作ってください。

**候補**

球　質　粧　体　長
名　入　機　不　編
変　返　水　紫　目
物　問　用　臨

| | | | | | | | |
|---|---|---|---|---|---|---|---|
| 君 | | ■ | 生 | | 事 | ■ | 野 |
| ■ | 時 | 代 | | ■ | | 化 | |
| | 便 | ■ | 学 | | ■ | | ■ |
| 相 | ■ | 疑 | ■ | 山 | | 水 | 明 |
| 応 | | | 題 | ■ | 色 | ■ | 朝 |
| ■ | 例 | ■ | | 下 | ■ | 無 | |
| | 集 | | ■ | | 上 | | ■ |
| 物 | ■ | 大 | | 道 | ■ | | 屋 |

脳チャレ!

「月極」の読みは、①げっきょく　②つきぎめ　のどちら?

273ページの答え　①げっこう　②ごうう　③さいみつが　④みまい　⑤あいしょう　⑥仁義　⑦温暖　⑧警笛　⑨翌年　⑩純金



脳チャレの答え　①トウモロコシ

基礎トレ

# 272日目

学習日　月　日

夜更かしは脳に悪いですよ

目標 1分

かかった時間　分　秒

正答数　／10

——線は読みがなを、□には漢字を書きましょう。

① 両極端な意見が飛び交う。（　　）

② 箪笥に服をしまう。（　　）

③ 成功して慢心する。（　　）

④ 畑に種をまく。（　　）

⑤ 失敗は成功のもとだ。（　　）

⑥ 夫婦で□《なか》□《よ》く暮らす。

⑦ □《ふ》□《ろく》付きの雑誌を買った。

⑧ スケジュールを□《ちょう》□《せい》する。

⑨ □《がい》のない食べ物を選ぶ。

⑩ □《ほう》□《ち》された自転車を回収する。

脳チャレ!

やばいの「ヤバ」の語源は、①矢が飛び交う矢場　②夜の場のどちら?

274ページの答え　①のれん　②こうさつ　③こんきょ　④てんじょういん　⑤きだい　⑥愛用　⑦年輪　⑧食中毒　⑨管理　⑩衣食住

脳チャレの答え　①尓

言葉トレ

# 273日目

ひらめきが問題を解くカギ！

学習日　月　日

目標 1分

かかった時間　分　秒

正答数　／4

違う言葉なのに意味がほぼ同じ言葉の関係を「同義語」といいます。「候補」の漢字をマスに当てはめて、「同義語」になるようにしてください。「候補」には、使わない漢字一字が混ざっています。

候補

用　備　等
許　体　験
承　実　互

①
経□ ＝ □験
実際に見聞きしたり、行ったりすること。

②
対□ ＝ □角
相対する双方の間に優劣の差がないこと。

③
了□ ＝ □諾
事情をくんで納得すること。承知すること。

④
準□ ＝ □意
事前に、必要なものや態勢を整えること。

脳チャレ！

「鱚」の読みは、①きす　②ますのどちら？

275ページの答え

| | | | | | | | |
|---|---|---|---|---|---|---|---|
| 君 | 臨 | | 生 | 返 | 事 | | 野 |
| | 時 | 代 | 物 | | 変 | 化 | 球 |
| 不 | 便 | | 学 | 名 | | 粧 | |
| 相 | | 疑 | | 山 | 紫 | 水 | 明 |
| 応 | 用 | 問 | 題 | | 色 | | 朝 |
| | 例 | | 目 | 下 | | 無 | 体 |
| 編 | 集 | 長 | | 水 | 上 | 機 | |
| 物 | | 大 | 入 | 道 | | 質 | 屋 |



脳チャレの答え　②つきぎめ

基礎トレ

# 274日目

学習日　月　日

気分転換できていますか？

目標 1分

かかった時間　分　秒

正答数　／10

——線は読みがなを、□には漢字を書きましょう。

① 縁側で休憩をする。（　　）

② 煙幕で敵から身を隠す。（　　）

③ 視界が悪い道だ。（　　）

④ 瀬戸際に追い込まれた。（　　）

⑤ 金具を溶接する。（　　）

⑥ □《もく》□《てき》□《ち》へ向かう。

⑦ □《がっ》□《しょう》□《きょく》を皆で決める。

⑧ □《ねん》□《がん》がやっと叶った。

⑨ マグロ□《ぎょ》□《せん》が帰港する。

⑩ □《がい》□《こう》□《かん》としてパリへ行く。

脳チャレ！

「の」の元になった漢字は、①之　②乃のどちら？

276ページの答え　①りょうきょくたん　②たんす　③まんしん　④はたけ　⑤しっぱい　⑥仲良　⑦付録　⑧調整　⑨害　⑩放置

脳チャレの答え　①矢が飛び交う矢場

音読トレ

# 275日目

解き終わったらにっこり笑顔！

学習日　月　日

目標 2分

かかった時間　分　秒

正答数　/7

次の文章を声に出して読みましょう。
——線は読みがなを、カタカナは漢字を書きましょう。

①鉄路にては遠くもあらぬ旅なれば、用意とてもなし。身に合せて借りたる黒き②レイフク、新に買求めたるゴタ板の魯廷《ろてい》の貴族譜《きぞくふ》、二三種の③ジショなどを、小「カバン」に入れたるのみ。④流石に心細きことのみ多きこの程なれば、出で行く跡に残らんも物憂《ものうげ》かるべく、又停車場にて涙こぼしなどしたらんには影護《うしろめた》かるべければとて、翌朝早くエリスをば母につけて知る人がり出《いだ》しやりつ。余は旅装整へて戸を⑤鎖し、⑥カギをば入口に住む靴屋の主人に⑦アズけて出でぬ。

森鴎外「舞姫」

①（　）

②（れい）（ふく）

③（じ）（しょ）

④（　）

⑤（　）

⑥（かぎ）

⑦（あず）

277ページの答え　①経験≒体験　②対等≒互角　③了承≒許諾　④準備≒用意



脳チャレの答え　①きす

言葉トレ

# 276日目

学習日 月 日

終わったらなにをしますか？

目標 2分

かかった時間 分 秒

正答数 /5

意味がまったく逆になる言葉の関係を「反対語」といいます。
「候補」の漢字をマスに当てはめて、それぞれ「反対語」になるようにしてください。

候補

中 分 失 血
強 獲 位 輸
軟 退

| | ① | ② | ③ | ④ | ⑤ |
|---|---|---|---|---|---|
| 上 | 採□ | 柔□ | 集□ | 喪□ | 即□ |
| | ⇕ | ⇕ | ⇕ | ⇕ | ⇕ |
| 下 | □血 | □硬 | □散 | □得 | □位 |

脳チャレ！

①しかつめらしい ②しかめつらしい、正しいのはどちら？

278ページの答え ①えんがわ ②えんまく ③しかい ④せとぎわ ⑤ようせつ ⑥目的地 ⑦合唱曲 ⑧念願 ⑨漁船 ⑩外交官

脳チャレの答え ②乃

基礎トレ

# 277日目

学習日　月　日

脳の老化は防げるのです！

目標 1分

かかった時間　分　秒

正答数　/10

——線は読みがなを、□には漢字を書きましょう。

① 鮮魚を刺身にして食べる。（　　）

② 長い髪の美女が被写体だ。（　　）

③ 原稿をメールで送信する。（　　）

④ 自叙伝の執筆を始めた。（　　）

⑤ 依頼された仕事は断らない。（　　）

⑥ □□□《ほうかご》も居残りだ。

⑦ □□《こむぎ》の風味を味わう。

⑧ □□□《はくぶつかん》に行く。

⑨ □□□《さぎょうよう》の手袋を配る。

⑩ □□《しょうきん》の総額は一億円だ。

脳チャレ！

「菠薐草」の読みは、①コマツナ　②ホウレンソウのどちら？

279ページの答え　①てつろ　②礼服　③辞書　④さすが　⑤とざし　⑥鍵　⑦預

# 基礎トレ 278日目

正しい漢字を書くことを意識しましょう

学習日　月　日

目標 1分

かかった時間　分　秒

正答数　/10

――線は読みがなを、□には漢字を書きましょう。

① 巨大なビルが日照《にっしょう》を妨げる。（　　）

② 免震装置が十分な建物だ。（　　）

③ 兄が飛脚となり届いた手紙。（　　）

④ 彼女は美しい麗人だ。（　　）

⑤ 尋常の方法では完成しない。（　　）

⑥ □□《りょうやく》は口に苦し。

⑦ □□□《しんびがん》を高める。

⑧ 父のピアノ演奏を□□《ろくおん》する。

⑨ □□《たいふう》が近づいてきた。

⑩ フェリーが□□《けっこう》する。

脳チャレ!
「ト」の元になった漢字は、①止 ②戸のどちら?

280ページの答え　①採血⇔輸血　②柔軟⇔強硬　③集中⇔分散　④喪失⇔獲得　⑤即位⇔退位

脳チャレの答え　①しかつめらしい

音読トレ

# 279日目

学習日　　月　　日

歌を歌ってみましょう

目標 2分

かかった時間　　分　　秒

正答数　　/7

次の文章を声に出して読みましょう。
――線は読みがなを、カタカナは漢字を書きましょう。

その夜、うちわだけで別宴が催され①、下男下婢《かひ》たちにも酒肴《しゅこう》が出された。伊東七十郎《いとうしちじゅうろう》は甲斐《かい》とは逆に上方②へゆくそうで、さかんに飲んでドクゼツ③をふるった。上方へゆく目的は、熊沢蕃山《ばんざん》の門を敲《たた》くためだという。蕃山といっても経学をきくためではない、フエ④をまなびたいのだ、などと気焔《きえん》をあげた。甲斐は頭をフ⑤って「七十郎にこれ以上も吹かれては堪らない⑥」と云い、みんな声をあげてワラ⑦った。

山本周五郎「樅ノ木は残った」

① （　　）

② （　　）

③ □□ どく ぜつ

④ □ ふえ

⑤ □ ふ

⑥ （　　）

⑦ □ わら

281ページの答え　①せんぎょ　②ひしゃたい　③げんこう　④しっぴつ　⑤いらい　⑥放課後　⑦小麦　⑧博物館　⑨作業用　⑩賞金

脳チャレの答え　②ホウレンソウ

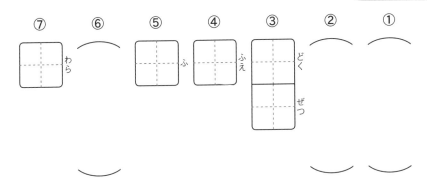

毎日の習慣を大切に

学習日　　月　　日

目標 30秒

かかった時間　　分　　秒

正答数　　/10

――線は読みがなを、□には漢字を書きましょう。

① 雌雄を決する。（　　）

② 本物か偽物か判別ができない。（　　）

③ その結論は短絡的だ。（　　）

④ 売り上げが激減する。（　　）

⑤ 最新の技術に驚嘆する。（　　）

⑥ □□《へいたい》が国境を見張っている。

⑦ □□《ほうたい》を頭に巻く。

⑧ □《たば》になってかかる。

⑨ 公演は□□《ちゅうし》になった。

⑩ 少しずつ□□《ちょきん》をする。

**脳チャレ!**

「続柄」の読みは、①つづきがら ②ぞくがらのどちら?

282ページの答え　①きょだい　②たてもの　③ひきゃく　④れいじん　⑤じんじょう　⑥良薬　⑦審美眼　⑧録音　⑨台風　⑩欠航

脳チャレの答え　①止（止の右上部分）

基礎トレ

# 281日目

学習日　月　日

あきらめないで！

目標 1分

かかった時間　分　秒

正答数　/10

――線は読みがなを、□には漢字を書きましょう。

① 様々な証拠を分析する。（　　）

② 自分の意見を述べる。（　　）

③ 健康状態を考慮する。（　　）

④ 趣向の違う作品だ。（　　）

⑤ 演者がアンコールに応える。（　　）

⑥ □□《どりょく》は報われる。

⑦ テストの□□《けっか》がよかった。

⑧ □□《しっぱい》の経験から学ぶ。

⑨ □□《しじょう》初めての女性知事だ。

⑩ □□《でんとう》の下で地図を広げる。

脳チャレ！

①詮策　②詮索、正しいのはどちら？

283ページの答え　①もよおされ　②かみがた　③毒舌　④笛　⑤振　⑥たまらない　⑦笑

学習日
月
日

人生山あり谷あり

目標 3分
かかった時間
分 秒

「候補」の漢字をマスに当てはめて、9つの三字熟語を作ってください。そのとき、太い線でつながれた2つのマスには、同じ漢字を入れてください。

**候補**

| | | |
|---|---|---|
| 合 | 紅 | 三 |
| 点 | 日 | 白 |
| 非 | 百 | 面 |

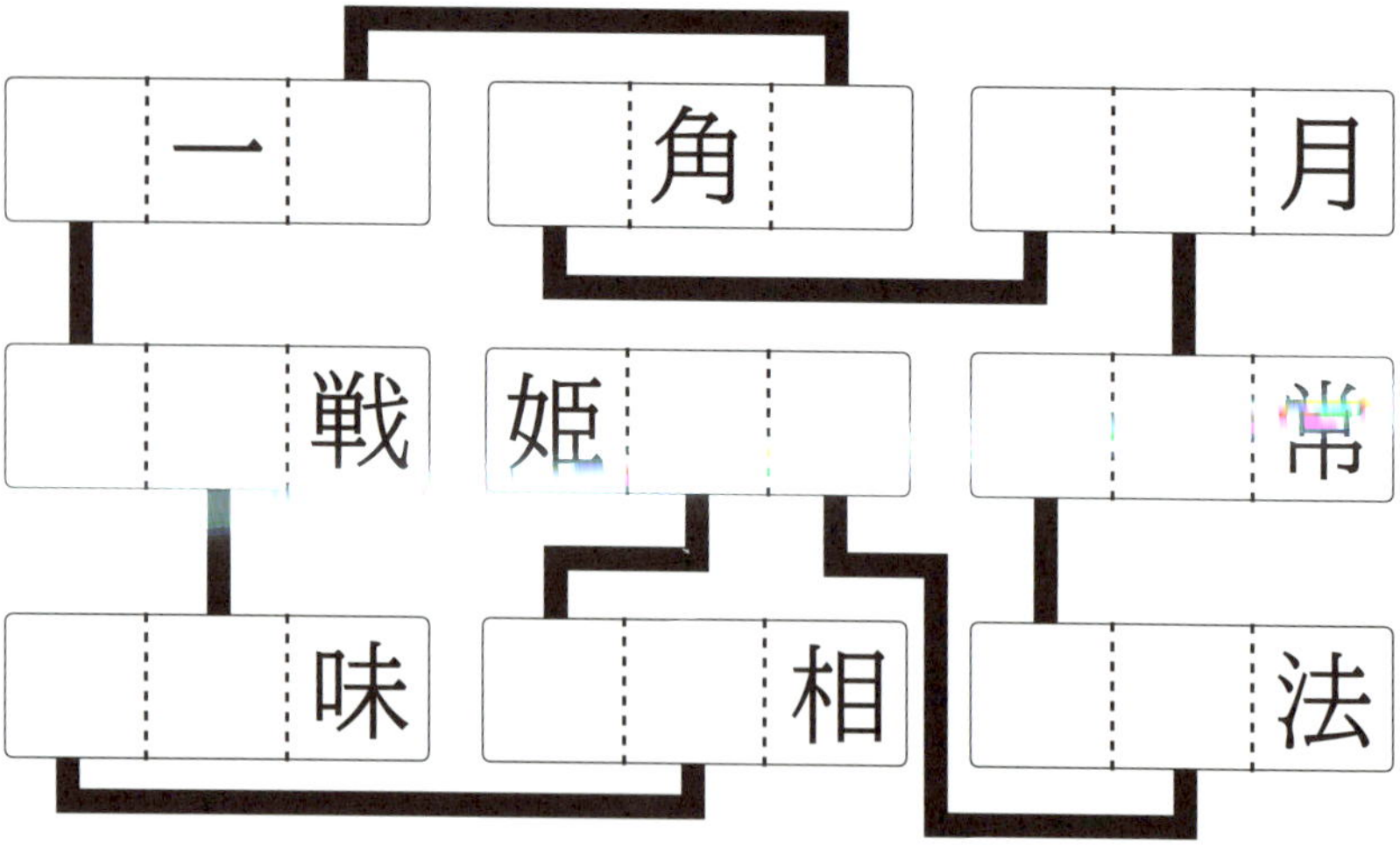


284ページの答え ①しゅう ②はんべつ ③たんらくてき ④げきげん ⑤きょうたん ⑥兵隊 ⑦包帯 ⑧束 ⑨中止 ⑩貯金

脳チャレの答え ①つづきがら

基礎トレ

# 283日目

うがい・手洗いはしていますか？

学習日　月　日

目標 30秒

かかった時間　分　秒

正答数　/10

——線は読みがなを、□には漢字を書きましょう。

① 圧力鍋を駆使して作る。（　　）
② 大幅に変更する。（　　）
③ 利益を株主に還元する。（　　）
④ 成功の要因を考える。（　　）
⑤ 賞状を授かる。（　　）

⑥ □□《いくじ》は夫婦の共同作業だ。
⑦ □《ぐ》だくさんのスープ。
⑧ □□《だいこん》をすり下ろす。
⑨ □□《すいえい》で全身の筋肉を鍛える。
⑩ 生産高を□□《きょうそう》する。

脳チャレ! 「けり」をつけるの「けり」の語源は、①蹴り ②俳句などの助動詞「けり」のどちら？

285ページの答え ①さまざま ②いけん ③こうりょ ④しゅこう ⑤えんじゃ ⑥努力 ⑦結果 ⑧失敗 ⑨史上 ⑩電灯

脳チャレの答え ②詮索

言葉トレ

284日目

脳の栄養素は「ブドウ糖」です

学習日　月　日

目標 1分

かかった時間　分　秒

正答数　／8

ここに並ぶ二字熟語は異なる読み方ができます。言葉の意味をヒントにして、その読み方を2つずつひらがなで書いてください。

## 見物

①（　　　）催し物や名所旧跡などを見て楽しむこと。

②（　　　）見るだけの値打ちのあるもの。見て素晴らしいと感じるもの。

## 大人気

③（　　　）世間一般の評判や受けが大きいこと。

④（　　　）大人らしい思慮分別。「—ない」

## 変化

⑤（　　　）ある状態や性質などが他の状態や性質に変わること。

⑥（　　　）神仏などが本来の形を変えて種々の姿を現すこと。

## 一端

⑦（　　　）一人前。人並み。未熟なのに一人前のように振る舞うさま。

⑧（　　　）一方のはし。片はし。「ひもの—」。

脳チャレ!

「山葵」の読みは、①ワサビ　②サンショウのどちら？

286ページの答え

| | | |
|---|---|---|
| 紅一点 | 三角点 | 三日月 |
| 紅白戦 | 姫百合 | 非日常 |
| 面白味 | 百面相 | 非合法 |

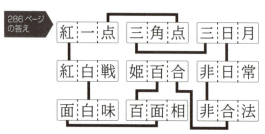

基礎トレ

# 285日目

学習日　月　日

漢字の達人ですね！

目標 1分

かかった時間　分　秒

正答数　／10

——線は読みがなを、□には漢字を書きましょう。

① お歳暮をいただく。（　　）

② 電車が遅延した。（　　）

③ 就寝の前に日記を書く。（　　）

④ 毎朝六時に起床する。（　　）

⑤ 古代の遺跡を調査する。（　　）

⑥ 希望の勤務地を□《き》□《にゅう》する。

⑦ □《え》□《ど》□《まえ》の寿司を食す。

⑧ □《きょう》□《かん》に教えを乞《こ》う。

⑨ 今日は□《ちょう》□《し》がよい。

⑩ 健康状態は□《りょう》□《こう》だ。

脳チャレ！

「フ」の元になった漢字は、①不　②夫のどちら？

287ページの答え　①くし　②おおはば　③かんげん　④よういん　⑤しょうじょう　⑥育児　⑦具　⑧大根　⑨水泳　⑩競争

脳チャレの答え　②俳句などの助動詞「けり」

音読トレ

# 286日目

学習日　月　日

笑顔で楽しもう！

目標 2分

かかった時間　分　秒

正答数　/7

**次の文章を声に出して読みましょう。**
**――線は読みがなを、カタカナは漢字を書きましょう。**

六月末の或《ある》夕方である。①バイウはまだ明けてはいないが、朝から好く②ハれた空は、日の長いころの事で、③ユウハンをすましても、まだたそがれようともしない。わたくしは④箸を擱《お》くと共にすぐさま門を出《い》で、遠く千住《せんじゅ》なり亀井戸なり、足の向く方へ行って見るつもりで、一先《ひとまず》電車で⑤雷門まで往《ゆ》くと、⑥丁度折好く来合せたのは寺島玉《てらじまたま》の井《い》としてある⑦乗合自動車である。

永井荷風「濹東綺譚」

① ばい　う
② は
③ ゆう　はん
④
⑤
⑥
⑦

288ページの答え　①けんぶつ　②みもの　③だいにんき　④おとなげ　⑤へんか　⑥へんげ　⑦いっぱし　⑧いったん

脳チャレの答え　①ワサビ

# 287日目

ポジティブ思考を意識しましょう

学習日　月　日

目標 1分

かかった時間　分　秒

正答数　/10

——線は読みがなを、□には漢字を書きましょう。

① 歌詞の意味に感動した。（　　）

② 地元の人に歓迎される。（　　）

③ 躾の悪い犬に噛まれた。（　　）

④ 距離に応じて料金を加算する。（　　）

⑤ 犯人の特徴は眉間《みけん》のほくろだ。（　　）

⑥ 彼は真の□□《ゆうしゃ》だ。

⑦ □□《いるい》を売却する。

⑧ 宮本武蔵は□□□《にとうりゅう》の武士だ。

⑨ □□《でんぴょう》を取りまとめる。

⑩ 新記録を□□《たっせい》した。

脳チャレ！
「柔和」の読みは、①にゅうわ　②じゅうわ　のどちら？

289ページの答え　①せいぼ　②ちえん　③しゅうしん　④きしょう　⑤いせき　⑥記入　⑦江戸前　⑧教官　⑨調子　⑩良好

脳チャレの答え　①不（不の左上部分）

# 288日目

学習日　月　日

人に親切にしていますか？

目標 1分

かかった時間　分　秒

正答数　/ 10

――線は読みがなを、□には漢字を書きましょう。

① 起承転結がはっきりしている。（　）

② 缶詰の中は無菌状態だ。（　）

③ 白無垢の花嫁衣装を着る。（　）

④ 紙幣を発行する。（　）

⑤ 諸般の事情で販売は中止された。（　）

⑥ □《れき》□《だい》の王者の中でも最強。

⑦ 蛍は□《せい》□《りゅう》に生息する。

⑧ 無駄を□《はぶ》く。

⑨ □《さっ》□《ぷう》□《けい》な田舎道を歩く。

⑩ 友人の結婚式に□《しゅ》□《せき》する。

脳チャレ！

①異彩 ②違彩、正しいのはどちら？

290ページの答え ①梅雨 ②晴 ③夕飯 ④はし ⑤かみなりもん ⑥ちょうど ⑦のりあい

## パズル 289日目

学習日　月　日

いろいろなことに興味を持ちましょう

目標 1分

かかった時間　分　秒

矢印の方向に読むと二字熟語ができるように、中央のマスに漢字を当てはめてください。当てはめた漢字で二字熟語を考えて、下にあるマスに書いてみましょう。

飛↘　行→　三↗　□　↗色　→立　↘本

月↘　眼→　蛍↗　□　↗速　→沢　↘栄

二字熟語　□□

---

## パズル 290日目

学習日　月　日

書き順にも気をつけましょう

目標 1分

かかった時間　分　秒

ひらがなは漢字の読みです。「候補」の漢字をマスに当てはめて、同じ読みで違う意味になる二字熟語を、2つずつ作ってください。

①
しん　□　神
ぜん　善　□

②
ほう　□　方
さく　作　□

③
か　□　下
こう　工　□

④
げん　□　元
しゅ　守　□

**候補**

策 前 豊 厳 加 降 親 首

291ページの答え　①かし　②かんげい　③しつけ　④きょり　⑤とくちょう　⑥勇者　⑦衣類　⑧二刀流　⑨伝票　⑩達成



脳チャレの答え　①にゅうわ

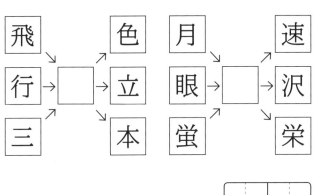

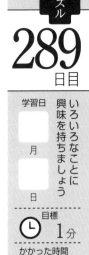

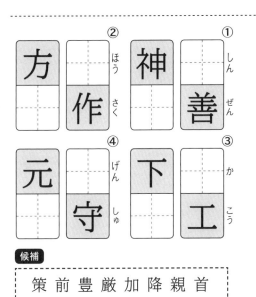

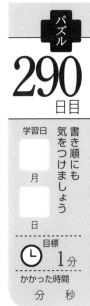

言葉トレ

291日目

学習日　月　日

言葉の知識を総動員！

目標 3分

かかった時間　分　秒

次の言葉をすべて使って、短文を作りましょう。

① 中古住宅　年季　大掛かり

ヒント「年季が重なる」は誤りです。

② 禁煙　舌　乾かぬ

ヒント「舌の先の乾かぬうちに」は誤りです。

脳チャレ！

「さ」の元になった漢字は、①差　②左のどちら？

292ページの答え　①きしょうてんけつ　②かんづめ　③しろむく　④しへい　⑤しょはん　⑥歴代　⑦清流　⑧省　⑨殺風景　⑩出席

脳チャレの答え　①異彩

基礎トレ

# 292日目

今日の気分で音楽をかけてみよう

学習日　　月　　日

目標 1分

かかった時間　　分　　秒

正答数　　／10

――線は読みがなを、□には漢字を書きましょう。

① コラムを連載する。（　　　）

② 素晴らしい理念に共鳴した。（　　　）

③ 玄関は赤い扉になっている。（　　　）

④ 納屋に物をしまう。（　　　）

⑤ イギリスに渡航する。（　　　）

⑥ □《き》□《かい》□《か》が進む。

⑦ 考古学の□《はか》□《せ》の講演を聞く。

⑧ □《こな》□《ゆき》は夜更けには雨になる。

⑨ □《と》□《ざん》が趣味だ。

⑩ 本隊と□《ごう》□《りゅう》する。

脳チャレ！ アメンボの「アメ」の語源は、①飴　②雨のどちら？

293ページの答え
289日目　脚光
290日目　①親善／神前　②豊作／方策　③加工／下降　④厳守／元首

基礎トレ

# 293日目

ストレスは脳にダメージを与えます

学習日　　月　　日

目標　1分

かかった時間　　分　　秒

正答数　　/ 10

——線は読みがなを、□には漢字を書きましょう。

① 自宅が公園と隣接している。（　　　）

② 同じ話の繰り返しに疲弊した。（　　　）

③ 土鍋で煮る。（　　　）

④ 一方的な意見に抵抗する。（　　　）

⑤ 簿記をマスターする。（　　　）

⑥ 主人公の考えに□□《きょうかん》した。

⑦ □□□《ちょすいち》の水位が下がる。

⑧ □□《ふんまつ》の薬を飲む。

⑨ □□《ひょうこう》が高いほど気温は下がる。

⑩ 住所と□□《しめい》を記入する。

脳チャレ!

「鸚哥」の読みは、①スズメ　②インコのどちら?

294ページの答え
① 例 中古住宅は年季が入っており、大掛かりなリフォームをした。
② 例 禁煙を誓った舌の根の乾かぬうちに、たばこに手を伸ばしている。

脳チャレの答え　②左

パズル

# 294日目

「候補」の漢字をマスに当てはめて、熟語が重なりつながるクロスワードを作ってください。

**候補**

外 神 起 後 合
三 人 生 成 戦
大 手 転 倒 動
八 美

| | | | | | | | |
|---|---|---|---|---|---|---|---|
| 七 | 五 | | ■ | | 様 | | 名 |
| 福 | ■ | 面 | | 見 | ■ | 回 | ■ |
| | 主 | ■ | 立 | ■ | 運 | | |
| ■ | | 功 | ■ | 躍 | | ■ | 紙 |
| | 分 | ■ | 恩 | ■ | 会 | | ■ |
| 方 | ■ | 一 | | 前 | ■ | 作 | |
| | 少 | 年 | ■ | | 発 | ■ | 略 |
| 人 | ■ | | 徒 | ■ | | 業 | 家 |

学習日 月 日

もっと自分をほめて！

目標 3分

かかった時間 分 秒

脳チャレ!

「年俸」の読みは、①ねんぼう ②ねんぽうのどちら？

295ページの答え ①れんさい ②きょうめい ③げんかん ④なや ⑤とこう ⑥機械化 ⑦博士 ⑧粉雪 ⑨登山 ⑩合流

脳チャレの答え ①飴

基礎トレ

# 295日目

学習日 月 日

ひらめきの瞬間がきました

目標 1分

かかった時間 分 秒

正答数 /10

——線は読みがなを、□には漢字を書きましょう。

① 抱擁を交わす。（　　）

② 攻守が替わる。（　　）

③ 告訴を取り下げた。（　　）

④ 粗末な商品を返品した。（　　）

⑤ 肌の乾燥が気になる。（　　）

⑥ 的確な□□《しれい》をくだす。

⑦ 勝利の瞬間に□□《かんき》した。

⑧ □□□《ひゃっかてん》が閉店する。

⑨ 例を□《あ》げて説明する。

⑩ □□《よそう》どおり雨が降った。

脳チャレ！

①傾聴 ⑧敬聴、正しいのはどちら？

296ページの答え ①りんせつ ②ひへい ③どなべ ④ていこう ⑤ぼき ⑥共感 ⑦貯水池 ⑧粉末 ⑨標高 ⑩氏名

脳チャレの答え ②インコ

言葉トレ

# 296日目

寝る前に一日を振り返りましょう

学習日　　月　　日

目標 1分

かかった時間　　分　　秒

正答数　　／8

ここに並ぶ二字熟語は異なる読み方ができます。言葉の意味をヒントにして、その読み方を2つずつひらがなで書いてください。

## 白金

①（　　　　）プラチナ。銀白色の金属。

②（　　　　）東京都港区の地名。正式には濁って発音しない。

## 背筋

③（　　　　）背骨の外側のくぼんだ部分。背中の中心線。

④（　　　　）背部の筋の総称。

## 大文字

⑤（　　　　）欧文で、文の初め、固有名詞の最初に用いるもの。

⑥（　　　　）京都の如意ヶ岳の火床で大の字を作る盆の送り火。

## 後生

⑦（　　　　）後から生まれてくる人。後世の人。後輩。後進。

⑧（　　　　）他に哀願するときに用いる語。仏語で来世のこと。

脳チャレ！

「鮃」の読みは、①はたはた　②ひらめのどちら？

297ページの答え

| | | | | | | | |
|---|---|---|---|---|---|---|---|
| 七 | 五 | 三 | | 外 | 様 | 大 | 名 |
| 福 | | 面 | 倒 | 見 | | 回 | |
| 神 | 主 | | 立 | | 運 | 転 | 手 |
| | 成 | 功 | | 躍 | 動 | | 紙 |
| 八 | 分 | | 恩 | | 会 | 合 | |
| 方 | | 一 | 人 | 前 | | 作 | 戦 |
| 美 | 少 | 年 | | 後 | 発 | | 略 |
| 人 | | 生 | 徒 | | 起 | 業 | 家 |



脳チャレの答え　②ねんぼう

# 基礎トレ 297日目

目は疲れていませんか？

学習日 月 日

目標 1分

かかった時間 分 秒

正答数 /10

――線は読みがなを、□には漢字を書きましょう。

① 雨に関わらず敢行された。（　　）

② ジェット機の翼に日の丸を印す。（　　）

③ 外為の専門家に話を聞く。（　　）

④ 偉人の言葉に感銘《かんめい》を受ける。（　　）

⑤ 日陰で風を受け、汗を拭《ぬぐ》う。（　　）

⑥ 草花の種子が□□（はつ・が）する。

⑦ □□（まと・はず）れの見解で混乱する。

⑧ 長寿の祝いに□□（せき・はん）を炊いた。

⑨ □□（しゅく・ふく）を受ける。

⑩ □□（こう・ろ）を誤り座礁《しょう》した。

脳チャレ!

「ゆ」の元になった漢字は、①由 ②湯のどちら？

298ページの答え ①ほうよう ②こうしゅ ③こくそ ④そまつ ⑤かんそう ⑥指令 ⑦歓喜 ⑧百貨店 ⑨挙 ⑩予想

脳チャレの答え ①傾聴

音読トレ

# 298日目

植物性のタンパク質は脳にいいです

学習日　月　日

目標 2分

かかった時間　分　秒

正答数　/7

次の文章を声に出して読みましょう。
――線は読みがなを、カタカナは漢字を書きましょう。

彼は、すぐさま自分の席にとって返すと、①首脳部の警部たちを集めて、何ごとかを②メイレイした。すると、その首脳部の警部たちは、共にうなずいて課長の前を下った。どの人の顔も③キンチョウしきっていた。警部たちは、そのまま外に出て行った。

だんだんと、モロー④彗星事件の⑤ハモンは広がって行く。警部たちは、またもめいめいに自分の⑥ブカを集めて、⑦鳩のように首をあつめ、何ごとかを伝えた。

海野十三「火星兵団」

①（　　　）

②めい　れい

③きん　ちょう

④（　　　）

⑤は　もん

⑥ぶ　か

⑦（　　　）

299ページの答え　①はっきん　②しろかね　③せすじ　④はいきん　⑤おおもじ　⑥だいもんじ　⑦こうせい　⑧ごしょう



脳チャレの答え　②ひらめ

基礎トレ

# 299日目

――線は読みがなを、□には漢字を書きましょう。

① 雑多な人間が同居している。（　　　）

② 人参を栽培する。（　　　）

③ ミロに触発されて画家を志《こころざ》す。（　　　）

④ 手首で脈を測る。（　　　）

⑤ 怒りが爆発する。（　　　）

⑥ 志望の□□《どうき》はなんですか。

⑦ □□□《としょかん》で絵本を借りた。

⑧ □□《けいひん》に羽毛布団をもらう。

⑨ □□《かじつ》を絞ってジュースにする。

⑩ マスクで□《きん》を防ぐ。

指を動かすことが大事です！

学習日　　月　　日

目標 1分

かかった時間　　分　　秒

正答数　　/10

脳チャレ！

①したつづみを打つ　②したづつみを打つ、正しいのはどちら？

300ページの答え　①かんこう　②つばさ　③がいため　④いじん　⑤ひかげ　⑥発芽　⑦的外　⑧赤飯　⑨祝福　⑩航路

脳チャレの答え　①由

# 300日目

学習日　月　日

300日！　あと少しです

目標　1分

かかった時間　分　秒

正答数　/10

――線は読みがなを、□には漢字を書きましょう。

①甘言につられてしまう。（　　）

②双方から言い分を聴取する。（　　）

③寝坊したうえに忘れ物をした。（　　）

④問題意識が希薄だ。（　　）

⑤誰かの声が空耳で聞こえた。（　　）

⑥□《しん》□《そう》はわからず迷宮入り。

⑦親に□《はん》□《ぱつ》して家を出た。

⑧□《かたく》なに出席を拒んだ。

⑨□《にく》を食べる。

⑩名医の□《しん》□《さつ》を受けた。

脳チャレ！

「鸚鵡」の読みは、①オウム　②ブンチョウのどちら？

301ページの答え　①しゅのうぶ　②命令　③緊張　④すいせい　⑤波紋　⑥部下　⑦はと

言葉トレ

# 301日目

学習日　月　日

あと2か月ちょっと！

目標 1分

かかった時間　分　秒

正答数　/5

マス目には同じ読み「かいしん」になる二字熟語が入ります。言葉の意味をヒントに「候補」の漢字をマス目に当てはめて、5つの二字熟語を書き分けてください。

**候補**

心 海 診 会
心 改 改 深
新 回

① 心にかなうこと。期待どおりにいって満足すること。

② 今までの行いを反省し、心を改めること。

③ 病院で、医師が病室を回って患者を診察すること。

④ 海の深さ。「—三〇〇メートル」。

⑤ 物事を改めて新しくすること。革新。「大化の—」。

**脳チャレ!**

「ワ」の元になった漢字は、①和 ②輪のどちら?

302ページの答え　①ざった ②にんじん ③しょくはつ ④みゃく ⑤ばくはつ ⑥動機 ⑦図書館 ⑧景品 ⑨果実 ⑩菌

脳チャレの答え　①したつづみを打つ

基礎トレ

# 302日目

1年前と比べてどうですか？

学習日　月　日

目標 1分

かかった時間　分　秒

正答数　/10

――線は読みがなを、□には漢字を書きましょう。

① 配膳をして準備を整える。（　　）

② 詳細に調べて原因を見つけた。（　　）

③ 堤防《ていぼう》を破壊する。（　　）

④ 移民が越境してきた。（　　）

⑤ 外部との接触を断つ。（　　）

⑥ □□《きぼう》の学校に合格した。

⑦ □□《れいねん》にない豊作だ。

⑧ 宝石に□□《かこう》を施す。

⑨ □□《けしいん》で投函日《とうかんび》を確認した。

⑩ 美しい□□《さほう》を学ぶ。

脳チャレ！

「破綻」の読みは、①はたん　②はじょうのどちら？

303ページの答え　①かんげん　②ちょうしゅ　③ねぼう　④きはく　⑤そらみみ　⑥真相　⑦反発　⑧頑　⑨肉　⑩診察

脳チャレの答え　①オウム

基礎トレ

# 303日目

学習日　月　日

字の乱れは心の乱れです

目標 1分

かかった時間　分　秒

正答数　/10

――線は読みがなを、□には漢字を書きましょう。

① 多数派に弾圧される。（　　）

② 成分を分析する。（　　）

③ 宗派の総本山にお参りする。（　　）

④ 微妙な判定にもつれ込んだ。（　　）

⑤ 乾杯をして祝う。（　　）

⑥ □《げん》□《えき》で働き続ける。

⑦ □《よう》□《てん》だけを手短に話す。

⑧ □《にっ》□《こう》□《よく》で日焼けした。

⑨ □《けっ》□《しょう》□《せん》で負けた。

⑩ 事実は□《しょう》□《せつ》よりも奇なり。

脳チャレ!

①巨貫　②巨漢、正しいのはどちら?

304ページの答え　①会心　②改心　③回診　④海深　⑤改新

脳チャレの答え　①和（和の右上部分）

パズル

# 304日目

学習日　月　日

パズルもだんだん楽しくなってきましたか？

目標 3分

かかった時間　分　秒

「候補」の漢字をマスに当てはめて、9つの三字熟語を作ってください。そのとき、太い線でつながれた2つのマスには、同じ漢字を入れてください。

**候補**

| | | |
|---|---|---|
| 外 | 感 | 寿 |
| 社 | 重 | 生 |
| 店 | 無 | 量 |

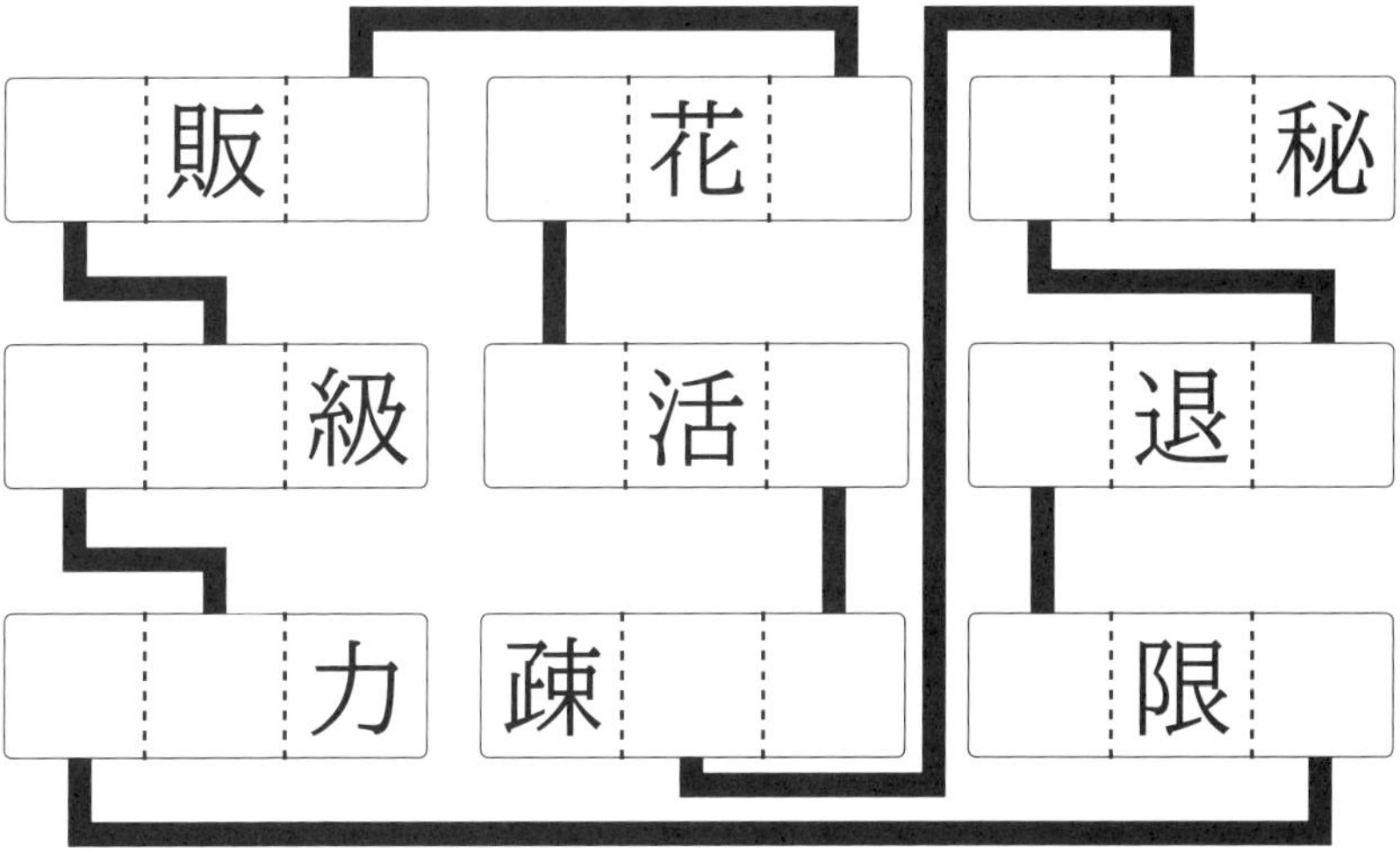


305ページの答え　①はいぜん　②しょうさい　③はかい　④えっきょう　⑤せっしょく　⑥希望　⑦例年　⑧加工　⑨消印　⑩作法



脳チャレの答え　①はたん

基礎トレ

# 305日目

学習日　　月　　日

どんな果物が好きですか？

目標　1分

かかった時間　　分　　秒

正答数　　/10

――線は読みがなを、□には漢字を書きましょう。

① ダンサーが優雅に舞う。（　　　）

② 婚約に至るまでの経緯を聞く。（　　　）

③ 発酵が進んで酸っぱくなった。（　　　）

④ 地震と津波の対策を話し合う。（　　　）

⑤ 合意に達して両者が握手した。（　　　）

⑥ 幸せな□□《けつまつ》を迎えた。

⑦ □□《さんみゃく》からの清流。

⑧ □□《ふなたび》を計画する。

⑨ □□《ぎだい》は環境問題について。

⑩ □□□《いちょうやく》を服用する。

脳チャレ！

「ん」の元になった漢字は、①无　②云のどちら？

306ページの答え　①だんあつ　②ぶんせき　③そうほんざん　④びみょう　⑤かんぱい　⑥現役　⑦要点　⑧日光浴　⑨決勝戦　⑩小説

脳チャレの答え　②巨漢

言葉トレ

# 306日目

つらいことも今では思い出です

学習日　月　日

目標 1分

かかった時間　分　秒

正答数　/4

違う言葉なのに意味がほぼ同じ言葉の関係を「同義語」といいます。「候補」の漢字をマスに当てはめて、「同義語」になるようにしてください。「候補」には、使わない漢字一字が混ざっています。

候補

利　重　永
国　友　遠
己　希　望

①　知□□＝□□人
自分のことをよく理解してくれている人。

②　永□□＝□□久
果てしなく続くこと。時間を超えて存在すること。

③　便□□＝□□宝
目的を果たすのに都合がよく、役に立つこと。

④　願□□＝□□望
あることの実現をのぞみ願うこと。その願い。

脳チャレ!

①うる覚え　②うろ覚え、正しいのはどちら？

307ページの答え

| | | |
|---|---|---|
| 量販店 | 生花店 | 社外秘 |
| 重量級 | 生活感 | 寿退社 |
| 無重力 | 疎外感 | 寿限無 |

基礎トレ

# 307日目

毎日3食きっちりとっていますか?

学習日　　月　　日

目標　1分

かかった時間　　分　　秒

正答数　　/10

——線は読みがなを、□には漢字を書きましょう。

① 富裕層を狙った豪華な商品。（　　）

② 答案を用紙に書く。（　　）

③ 駄洒落で場が和む。（　　）

④ 胸襟を開いて話し合う。（　　）

⑤ 長文を略して伝える。（　　）

⑥ □《りょ》□《かん》に到着した。

⑦ □《そく》□《せん》□《りょく》として期待。

⑧ 参加国の□《こっ》□《き》が並んでいる。

⑨ □《そこ》□《ぢから》を発揮する。

⑩ 失敗の□《たい》□《けん》を生かす。

脳チャレ!

「郭公」の読みは、①カラス　②カッコウのどちら?

308ページの答え　①ゆうが　②けいい　③はっこう　④じしん　⑤あくしゅ　⑥結末　⑦山脈　⑧船旅　⑨議題　⑩胃腸薬

脳チャレの答え　①无

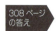

音読トレ

# 308日目

次の文章を声に出して読みましょう。
――線は読みがなを、カタカナは漢字を書きましょう。

黒壁権現《くろかべごんげん》は、①断岩の上にあって、流れを②トホでわたると、二条の③鉄鎖が下りてあった。誰が云うとなく、権現《ごんげん》には天《てん》狗《ぐ》が住んでいるというものが、④シダイにその数を殖《ふや》してきた。雪の多い朝、雪を下ろしに屋根へ上った小者が、それきり⑤吹雪のなかに⑥ユクエ知れずなったことや、いまのいままで居た⑦老婆が、ふいに縁側から辷《すべ》り落ちたように見えなくなったことさえあった。それと同時に、誰がいうとなく黒壁の権現に詣《まい》るものが多かった。

室生犀星「天狗」

お肌のケアも大切です

学習日　月　日

目標 2分

かかった時間　分　秒

正答数　/7

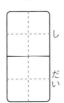

①（　　）
②　と　ほ
③（　　）
④　し　だい
⑤（　　）
⑥　ゆく　え
⑦（　　）

309ページの答え　①知己≒友人　②永遠≒永久　③便利≒重宝　④願望≒希望



脳チャレの答え　②うろ覚え

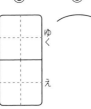

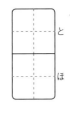

基礎トレ

# 309日目

学習日 　月　日

常に疑問を持って視野を広げてみましょう

目標 1分

かかった時間 　分　秒

正答数 　/10

――線は読みがなを、□には漢字を書きましょう。

① 手腕を買われる。（　　）

② 遠慮会釈もなく批判する。（　　）

③ 互いの損得を相殺した。（　　）

④ デマを吹聴された。（　　）

⑤ 鉄分を含有した健康食品。（　　）

⑥ インコの□《せ》□《わ》は彼がする。

⑦ 最初の□《いん》□《しょう》は良好だった。

⑧ 待遇改善を□《よう》□《きゅう》する。

⑨ □《じ》□《しん》がないことはできない。

⑩ □《ぼう》で支える。

脳チャレ!

「凡例」の読みは、①ぼんれい ②はんれいのどちら?

310ページの答え ①ふゆうそう ②とうあん ③だじゃれ ④きょうきん ⑤りゃくして ⑥旅館 ⑦即戦力 ⑧国旗 ⑨底力 ⑩体験

脳チャレの答え ②カッコウ

基礎トレ

# 310日目

ひたすら前向きに！

学習日　月　日

目標　1分

かかった時間　分　秒

正答数　／10

――線は読みがなを、□には漢字を書きましょう。

① 率直な気持ちを伝える。（　）

② 当選者の票を数える。（　）

③ 政権を掌握する。（　）

④ 彼は長年の好敵手だ。（　）

⑤ 濁流にのまれた小さないかだ。（　）

⑥ □《えだ》を切って整える。

⑦ 第一志望校を□□《じゅけん》する。

⑧ 街歩きに便利な□□《ちず》。

⑨ □□□《ていしせん》を越えて止まった。

⑩ □□《とくい》な料理はハンバーグだ。

脳チャレ！ ①封建 ②封権、正しいのはどちら？

311ページの答え ①だんがん ②徒歩 ③てっさ ④次第 ⑤ふぶき ⑥行方 ⑦ろうば

学習日 月 日

エアコンで室温を調整しましょう

目標 2分

かかった時間 分 秒

正答数 /5

意味がまったく逆になる言葉の関係を「反対語」といいます。「候補」の漢字をマスに当てはめて、それぞれ「反対語」になるようにしてください。

候補

言 沈 抑 置
肉 世 撤 進
無 重

| ① | ② | ③ | ④ | ⑤ |
|---|---|---|---|---|
| 促□ | 設□ | 尊□ | 皮□ | 発□ |
| ⇕ | ⇕ | ⇕ | ⇕ | ⇕ |
| □制 | □去 | □視 | □辞 | □黙 |

脳チャレ!

「り」の元になった漢字は、①利 ②李のどちら?

312ページの答え ①しゅわん ②えんりょ ③そうさい ④ふいちょう ⑤がんゆう ⑥世話 ⑦印象 ⑧要求 ⑨自信 ⑩棒

脳チャレの答え ②はんれい

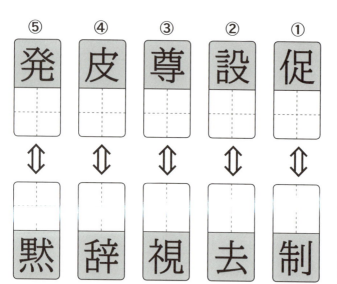

基礎トレ

# 312日目

学習日 月 日

どんどん脳が活性化されています

目標 1分

かかった時間 分 秒

正答数 /10

――線は読みがなを、□には漢字を書きましょう。

① 彼は腕白な男の子だ。
（　　　）

② 関係国が相互に譲歩した。
（　　　）

③ 敵の牙城に迫る。
（　　　）

④ 広大無辺な宇宙空間に行く。
（　　　）

⑤ 不得手な作業をする。
（　　　）

⑥ 熊が□□《きょくげい》を演じる。

⑦ なめらかな□《きぬ》の手ざわり。

⑧ □□《けいき》が回復する。

⑨ 世界平和を□□《がんぼう》する。

⑩ □□《きょうり》の母に手紙を書く。

脳チャレ!

①炎天下　②炎天下のもと、正しいのはどちら?

313ページの答え　①そっちょく　②ひょう　③しょうあく　④こうてきしゅ　⑤だくりゅう　⑥枝　⑦受験　⑧地図　⑨停止線　⑩得意



脳チャレの答え　①封建

基礎トレ

313日目

学習日　月　日

動物って癒やされますよね

目標 1分

かかった時間　分　秒

正答数　/10

――線は読みがなを、□には漢字を書きましょう。

① 完全無欠な王者。（　　）

② 拙著《せっちょ》を友人に謹呈する。（　　）

③ 偏見がある言い方だ。（　　）

④ 友情あふれるメッセージをもらう。（　　）

⑤ 彼は財界の覇者だ。（　　）

⑥ □□□（そつぎょうしき）には袴《はかま》で臨む。

⑦ 優勝の□□（えいこう）をつかんだ。

⑧ □□□（まんげきょう）をのぞき込む。

⑨ 自らの□□（しんねん）を貫いた。

⑩ □（なわ）でしばる。

脳チャレ！

「金糸雀」の読みは、①カナリア　②メジロのどちら？

314ページの答え　①促進⇔抑制　②設置⇔撤去　③尊重⇔無視　④皮肉⇔世辞　⑤発言⇔沈黙

脳チャレの答え　①利

音読トレ

# 314日目

学習日　月　日

折り紙を折ってみませんか?

目標 2分

かかった時間　分　秒

正答数　/7

次の文章を声に出して読みましょう。
——線は読みがなを、カタカナは漢字を書きましょう。

何故《なぜ》こんな運命になったか判らぬと、①先刻は言ったが、しかし、考えように依《よ》れば、思い当ることが全然ないでもない。人間であった時、己《おれ》は②努めて人との交《まじわり》を③サけた。人々は己を倨傲《きょごう》だ、④ソンダイだといった。実は、それが殆《ほとん》ど⑤羞恥心に近いものであることを、人々は知らなかった。⑥勿論、曾ての郷党《きょうとう》の鬼才といわれた自分に、自尊心が無かったとは云《い》わない。しかし、それは⑦臆病な自尊心とでもいうべきものであった。

中島敦「山月記」

①（　　）
②（　　）
③ さ□
④ そん□ だい□
⑤（　　）
⑥（　　）
⑦（　　）

315ページの答え　①わんぱく　②そうご　③がじょう　④こうだい　⑤ふえて　⑥曲芸　⑦絹　⑧景気　⑨願望　⑩郷里



脳チャレの答え　①炎天下

基礎トレ

# 315日目

学習日　月　日

手ごわい問題ですか？

目標 30秒

かかった時間　分　秒

正答数　/10

―線は読みがなを、□には漢字を書きましょう。

① 収賄で逮捕される。（　　）

② 税金を督促された。（　　）

③ 未婚者を集めた婚活パーティー。（　　）

④ 肝臓の疾患で緊急入院する。（　　）

⑤ 疎密をなくして均等にする。（　　）

⑥ 資料を□□《さんしょう》する。

⑦ 子猫を□□《きゅうじょ》する。

⑧ □□《ぐんて》をはめる。

⑨ □□《さっき》が漂う緊迫状態だ。

⑩ □□《にっか》に脳トレを取り入れた。

脳チャレ！

「ア」の元になった漢字は、①阿　②安のどちら？

316ページの答え　①かんぜんむけつ　②きんてい　③へんけん　④ゆうじょう　⑤はしゃ　⑥卒業式　⑦栄光　⑧万華鏡　⑨信念　⑩縄

脳チャレの答え　①カナリア

基礎トレ

# 316日目

学習日　　月　　日

花を飾ってみましょう

目標　1分

かかった時間　　分　　秒

正答数　　/10

――線は読みがなを、□には漢字を書きましょう。

① 新進気鋭のミステリー作家。（　　　）

② 上司の態度が軟化する。（　　　）

③ 野菜の価格が急騰する。（　　　）

④ 躍起になって否定する。（　　　）

⑤ 秀逸なワインで記念日を祝う。（　　　）

⑥ □□《よくしつ》にサウナがある。

⑦ 彼は□□□《てんけいてき》な潔癖症だ。

⑧ □□《ほうじ》で帰省する。

⑨ 採決は□□《きょしゅ》で行われた。

⑩ □《ほね》を強くする乳製品を愛飲する。

脳チャレ！

「他人事」の読みは、①ひとごと　②たにんごとのどちら？

317ページの答え
①せんこく　②つとめて　③避　④尊大　⑤しゅうちしん　⑥もちろん　⑦おくびょう

パズル

# 317日目

学習日　月　日

難しい問題にもひるまない！

目標 3分

かかった時間　分　秒

「候補」の漢字をマスに当てはめて、熟語が重なりつながるクロスワードを作ってください。

**候補**

金 計 国 三 産
車 送 単 直 発
分 星 命 一 理
流

| | | | | | | | |
|---|---|---|---|---|---|---|---|
| 再 | 放 | | ■ | | 汁 | | 菜 |
| 開 | ■ | 料 | | 人 | ■ | 冠 | ■ |
| | 生 | ■ | 想 | ■ | 海 | 王 | |
| ■ | | 令 | ■ | 増 | | ■ | 座 |
| | 線 | ■ | 乗 | ■ | 物 | | ■ |
| 刀 | ■ | 電 | | 賃 | ■ | 水 | |
| | 観 | 力 | ■ | | 山 | ■ | 譲 |
| 入 | ■ | | 算 | ■ | | 有 | 地 |

脳チャレ！

⑪ ①漢法 ②漢方、正しいのはどちら？

318ページの答え　①しゅうわい　②とくそく　③みこんしゃ　④しっかん　⑤そみつ　⑥参照　⑦救助　⑧軍手　⑨殺気　⑩日課

脳チャレの答え　①阿（阿の左側部分）

基礎トレ

# 318日目

勘のよさも磨かれています

学習日　月　日

目標 1分

かかった時間　分　秒

正答数　/ 10

——線は読みがなを、□には漢字を書きましょう。

① 無礼講で語り合う。（　　）

② 宿の予約をする。（　　）

③ 稚拙な文章でわかりにくい。（　　）

④ 元気の源は美味しい食事だ。（　　）

⑤ 真意が伝わり仲直りした。（　　）

⑥ □□《しんめ》で春の訪れを知る。

⑦ □□《けっそく》して力を発揮した。

⑧ □□《ねんい》りな下準備をする。

⑨ ラーメン店の看板が□□《めじるし》だ。

⑩ □□《たいじゅう》管理する。

脳チャレ！

「鯰」の読みは、①うなぎ ②なまずのどちら？

319ページの答え　①しんしんきえい　②なんか　③きゅうとう　④やっき　⑤しゅういつ　⑥浴室　⑦典型的　⑧法事　⑨挙手　⑩骨



脳チャレの答え　①ひとごと

トレ言葉

# 319日目

学習日　月　日

計画を行動すると吉

目標 1分

かかった時間　分　秒

正答数　／4

違う言葉なのに意味がほぼ同じ言葉の関係を「同義語」といいます。
「候補」の漢字をマスに当てはめて、「同義語」になるようにしてください。
「候補」には、使わない漢字一字が混ざっています。

**候補**

天　省　性　係　上　帰　生　然　上

①
自□ ＝ □然
人為が加わっていないこと。

②
帰□ ＝ □郷
郷里に帰ること。郷里に帰り父母を見舞うこと。

③
極□ ＝ □等
程度がこの上ないこと、そのさま。最上。

④
天□ ＝ □得
天から授かった性質。生まれつき。

脳チャレ!
「か」の元になった漢字は、①加　②火のどちら？

320ページの答え

| | | | | | | | |
|---|---|---|---|---|---|---|---|
| 再 | 放 | 送 | ■ | 一 | 汁 | 三 | 菜 |
| 開 | ■ | 料 | 理 | 人 | ■ | 冠 | ■ |
| 発 | 生 | ■ | 想 | ■ | 海 | 王 | 星 |
| ■ | 命 | 令 | ■ | 増 | 産 | ■ | 座 |
| 単 | 線 | ■ | 乗 | ■ | 物 | 流 | ■ |
| 刀 | ■ | 電 | 車 | 賃 | ■ | 水 | 分 |
| 直 | 観 | 力 | ■ | 金 | 山 | ■ | 譲 |
| 入 | ■ | 計 | 算 | ■ | 国 | 有 | 地 |

脳チャレの答え　②漢方

基礎トレ

# 320日目

新しいあなたに生まれ変わります

学習日　　月　　日

目標　1分

かかった時間　　分　　秒

正答数　　/ 10

――線は読みがなを、□には漢字を書きましょう。

① 勤勉で剛健な気風だ。（　　）

② 享楽にふける。（　　）

③ 太い幹の桜の木を愛《め》でる。（　　）

④ 空手を道場で体験する。（　　）

⑤ 彼は醜聞がない人気俳優だ。（　　）

⑥ □□□《かもつびん》で輸送する。

⑦ □□《かんとう》地方に台風が上陸した。

⑧ □□《みゃくはく》で生死を確認した。

⑨ □□《かねつ》して殺菌する。

⑩ 摩擦《まさつ》で□□□《せいでんき》が生じた。

脳チャレ!

①親不幸　②親不孝、正しいのはどちら?

321ページの答え　①ぶれいこう　②やど　③ちせつ　④みなもと　⑤しんい　⑥新芽　⑦結束　⑧念入　⑨目印　⑩体重



脳チャレの答え　②なまず

パズル
# 321日目

学習日　月　日
脳を鍛えましょう
目標 1分
かかった時間　分　秒

矢印の方向に読むと二字熟語ができるように、中央のマスに漢字を当てはめてください。当てはめた漢字で三字熟語を考えて、下にあるマスに書いてみましょう。

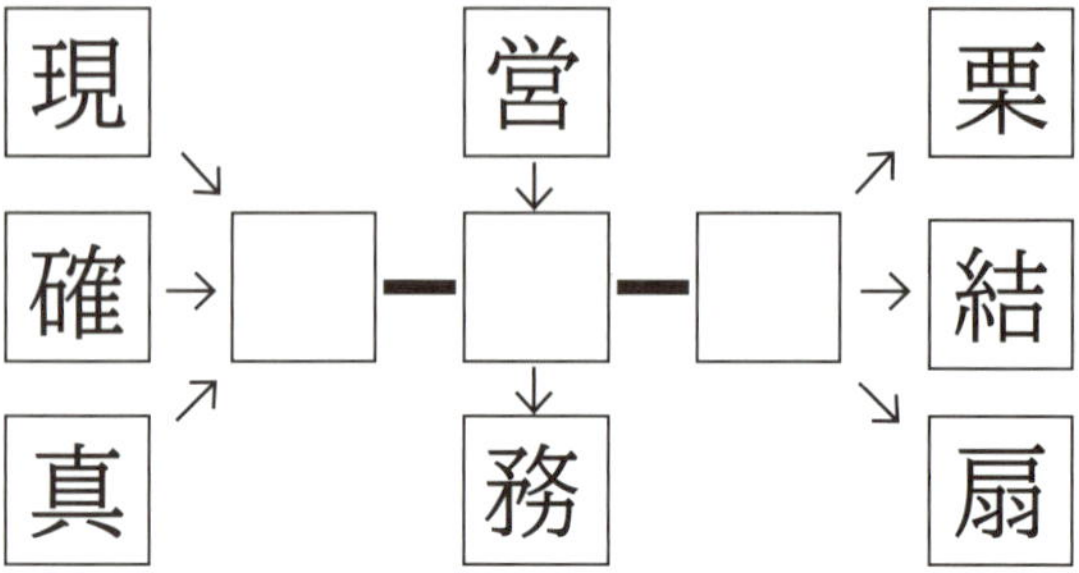


三字熟語 □□□

パズル
# 322日目

学習日　月　日
ネバーギブアップ！
目標 1分
かかった時間　分　秒

「候補」の漢字をマスに当てはめて4つの四字熟語を作ってください。

| ① | ② | ③ | ④ |
|---|---|---|---|
| 先 | | | |
| | 端 | | |
| | | | |
| | | 技 | 術 |

候補

上 価 海 格 競 後
人 戦 末 憂 楽 陸

322ページの答え　①自然≒天然　②帰省≒帰郷　③極上≒上等　④天性≒生得

脳チャレの答え　①加

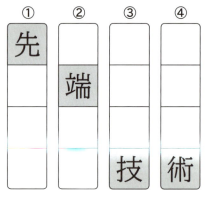

言葉トレ

# 323日目

学習日　月　日

集中して解いてみましょう

目標 3分

かかった時間　分　秒

次の言葉をすべて使って、短文を作りましょう。

① 証拠　無実　晴らす

ヒント 「無実を晴らす」は誤りです。

② 危機　津波　避難所

ヒント 「危機一発」は誤りです。

脳チャレ!

「啄木鳥」の読みは、①ムササビ　②キツツキのどちら?

323ページの答え　①ごうけん　②きょうらく　③みき　④からて　⑤しゅうぶん　⑥貨物便　⑦関東　⑧脈拍　⑨加熱　⑩静電気



脳チャレの答え　②親不孝

基礎トレ

# 324日目

快眠、快食で今日も絶好調！

学習日　月　日

目標 30秒

かかった時間　分　秒

正答数　/10

――線は読みがなを、□には漢字を書きましょう。

① 座視するに忍びない。（　）

② 彼の申し入れは受諾された。（　）

③ 喪失による心の痛みは大きい。（　）

④ 鼓膜が濡れないよう耳栓を使う。（　）

⑤ 激しい舌戦が行われる。（　）

⑥ □□《ざんしょ》が長引く。

⑦ □□□《ぶさほう》を詫びる。

⑧ 経理の不正を□□《こくはつ》する。

⑨ 交通安全の□□《ひょうご》を公募する。

⑩ □□《きょうじゅ》の著書が発刊された。

脳チャレ！
「ス」の元になった漢字は①寸　②須のどちら？

324ページの答え
321日目　実業団
322日目　①先憂後楽　②末端価格　③陸上競技　④人海戦術

基礎トレ

# 325日目

ケアレスミスをなくしましょう

学習日　月　日

目標　1分

かかった時間　分　秒

正答数　/10

――線は読みがなを、□には漢字を書きましょう。

① 日本代表選手に選抜される。（　　）

② 添乗員の目印は緑の旗だ。（　　）

③ 最新のエンジンを搭載する。（　　）

④ 潮騒を聞きながら貝殻を拾う。（　　）

⑤ 芽を出したチューリップ。（　　）

⑥ □□□《てんしゅかく》の美しい城だ。

⑦ □□《きょうかい》で結婚式を行う。

⑧ 誠実な人柄に□□《こうかん》を抱く。

⑨ 異変を□□《さっち》する。

⑩ 求人雑誌で□《しょく》を探す。

脳チャレ！

「未曽有」の読みは、①みぞうゆう　②みぞうのどちら？

325ページの答え

① 例 証拠が見つかったので、彼はきっと無実の罪を晴らすに違いない。

② 例 危機一髪のところで津波から逃げ切り、避難所に身を寄せた。



脳チャレの答え　②キツツキ

音読トレ

# 326日目

学習日　月　日

肩こりなどはありませんか？

目標 2分

かかった時間　分　秒

正答数　/7

次の文章を声に出して読みましょう。
――線は読みがなを、カタカナは漢字を書きましょう。

僕は、庖丁《ほうちょう》はもてぬし、今から料理人にも成れぬが、もし、成ったなら、このうまい魚と、いい野菜とを①ヒカえている大阪の料理人として、西洋、支那をも②ケンキュウして、少しは③メズラしい物も、作ってみせる。「伊勢屋」が「大市」派のスッポンを食わせるだけで、あれだけ④繁昌するではないか？ それも五十種の⑤ゼンサイと三十種の⑥漬物とだけでも⑦リッパに一名物はできる。三十種のうまい漬物で、茶漬を食わせるだけでも、優に名物に成りうる。

直木三十五「大阪を歩く」

① ひか
② けん きゅう
③ めずら
④
⑤ ぜん さい
⑥
⑦ りっ ぱ

326ページの答え　①ざし　②じゅだく　③そうしつ　④こまく　⑤ぜっせん　⑥残暑　⑦無作法　⑧告発　⑨標語　⑩教授

脳チャレの答え　②須（須の右側部分）

基礎トレ

327日目

学習日　月　日

目を凝らして！

目標 1分

かかった時間　分　秒

正答数　/10

――線は読みがなを、□には漢字を書きましょう。

①交通違反の罰金を支払う。（　　）

②柑橘系《かんきつけい》の芳香剤を置く。（　　）

③彼の処世術は見習うべきだ。（　　）

④カラオケでよく歌謡曲を歌う。（　　）

⑤消耗品をまとめ買いした。（　　）

⑥□□《しそん》のためにエコを考える。

⑦□□《でんせつ》の名工が作った酒器。

⑧今では□□《きしょう》な存在である鳥だ。

⑨音楽は番組を□□《こうせい》する要素だ。

⑩□□《ぶあつ》いステーキを完食した。

脳チャレ！ ①弱冠 ②若冠、正しいのはどちら？

327ページの答え　①せんばつ　②てんじょういん　③とうさい　④しおさい　⑤め　⑥天守閣　⑦教会　⑧好感　⑨察知　⑩職

脳チャレの答え　②みぞう

基礎トレ

# 328日目

温かい飲み物でほっと一息

学習日　月　日

目標 1分

かかった時間　分　秒

正答数　／10

――線は読みがなを、□には漢字を書きましょう。

① たばこから引火した。（　　）

② 生ものを袋で密封する。（　　）

③ 修行で精神を鍛錬する。（　　）

④ 随分と長い間考えている。（　　）

⑤ 思いを凝縮した詩を書く。（　　）

⑥ 優勝を□《しゅく》□《が》する。

⑦ □《い》カメラでの検査をする。

⑧ カロリーの□《ひょう》□を確かめる。

⑨ □《きゅう》□《ぞう》した訪日観光客。

⑩ □《ゆ》□《しゅつ》□《ひん》に日本酒が加わる。

脳チャレ！

「ろ」の元になった漢字は①路　②呂のどちら？

328ページの答え　①控　②研究　③珍　④はんじょう　⑤前菜　⑥つけもの　⑦立派

音読トレ

# 329日目

気持ちを言葉にして伝えましょう

学習日　月　日

目標 2分

かかった時間　分　秒

正答数　/7

次の文章を声に出して読みましょう。
——線は読みがなを、カタカナは漢字を書きましょう。

私は智恵子の首を除いては女性の①肖像をあまり作っていない。はるか以前に歌人の今井邦子《くにこ》女史の胸像をつくりかけたのに、途中で②ネンドの故障でこわれてしまったのは惜しかった。幸い写真だけは残っていて女史の③随筆集の④挿画になっている。女史の持つ⑤セイシンの美と強さとが幾分うかがわれるかも知れない。あの首は大理石で完成するつもりで石まで用意してあったのである。これからは⑥キカイを捉えて日本女性の⑦シンセンな美を肖像としてたくさん作って置きたい。

高村光太郎「自作肖像漫談」

①（　　）
②ねん　ど
③（　　）
④（　　）
⑤せい　しん
⑥き　かい
⑦しん　せん

329ページの答え　①ばっきん　②ほうこうざい　③しょせいじゅつ　④かようきょく　⑤しょうもうひん　⑥子孫　⑦伝説　⑧希少　⑨構成　⑩分厚



脳チャレの答え　①弱冠

基礎トレ

# 330日目

学習日　　月　　日

自分の機嫌は自分でとる

目標 1分

かかった時間　　分　　秒

正答数　　/10

――線は読みがなを、□には漢字を書きましょう。

① 抑圧された民衆が抗議する。（　　）

② 雨雲で暗くなる。（　　）

③ 梅雨は湿度が高い。（　　）

④ 烏が多い街だ。（　　）

⑤ 親会社の威光を笠に着る。（　　）

⑥ □□□《ふかけつ》なメンバー。

⑦ 選手を代表して□□《せんせい》する。

⑧ 敵に囲まれ□□《こりつ》する。

⑨ □□《ふっかつ》した発電機を使う。

⑩ 気がない□□□《なまへんじ》をする。

脳チャレ！

正しいのはどちら？ ①対症療法 ②対処療法、

330ページの答え ①いんか ②みっぷう ③たんれん ④ずいぶん ⑤ぎょうしゅく ⑥祝賀 ⑦胃 ⑧表示 ⑨急増 ⑩輸出品

脳チャレの答え ②呂

基礎トレ

# 331日目

学習日　月　日

九合目まできましたね

目標 1分

かかった時間　分　秒

正答数　/ 10

――線は読みがなを、□には漢字を書きましょう。

① 彼は不屈の闘魂を持っている。（　　）

② 艶のある革製品が好きだ。（　　）

③ ボーナス削減で旅行を延期した。（　　）

④ 掌を広げて手相を見てもらう。（　　）

⑤ 強風で木が倒れる。（　　）

⑥ この事件は□□□□《くうぜんぜつご》だ。

⑦ □□《きょてん》となる事務所を開く。

⑧ 残金を振り込み□□《けっさい》した。

⑨ □《ふで》を使って文字を書く。

⑩ □□《ゆうび》な和服を着る。

脳チャレ！

「蝸牛」の読みは、①カタツムリ　②タニシのどちら？

331ページの答え　①しょうぞう　②粘土　③ずいひつ　④そうが　⑤精神　⑥機会　⑦新鮮

パズル

# 332日目

学習日　月　日

忍耐力がありますね

目標 3分

かかった時間　分　秒

「候補」の漢字をマスに当てはめて、9つの三字熟語を作ってください。そのとき、太い線でつながれた2つのマスには、同じ漢字を入れてください。

候補

| | | |
|---|---|---|
| 眼 | 曲 | 作 |
| 心 | 双 | 着 |
| 点 | 独 | 力 |

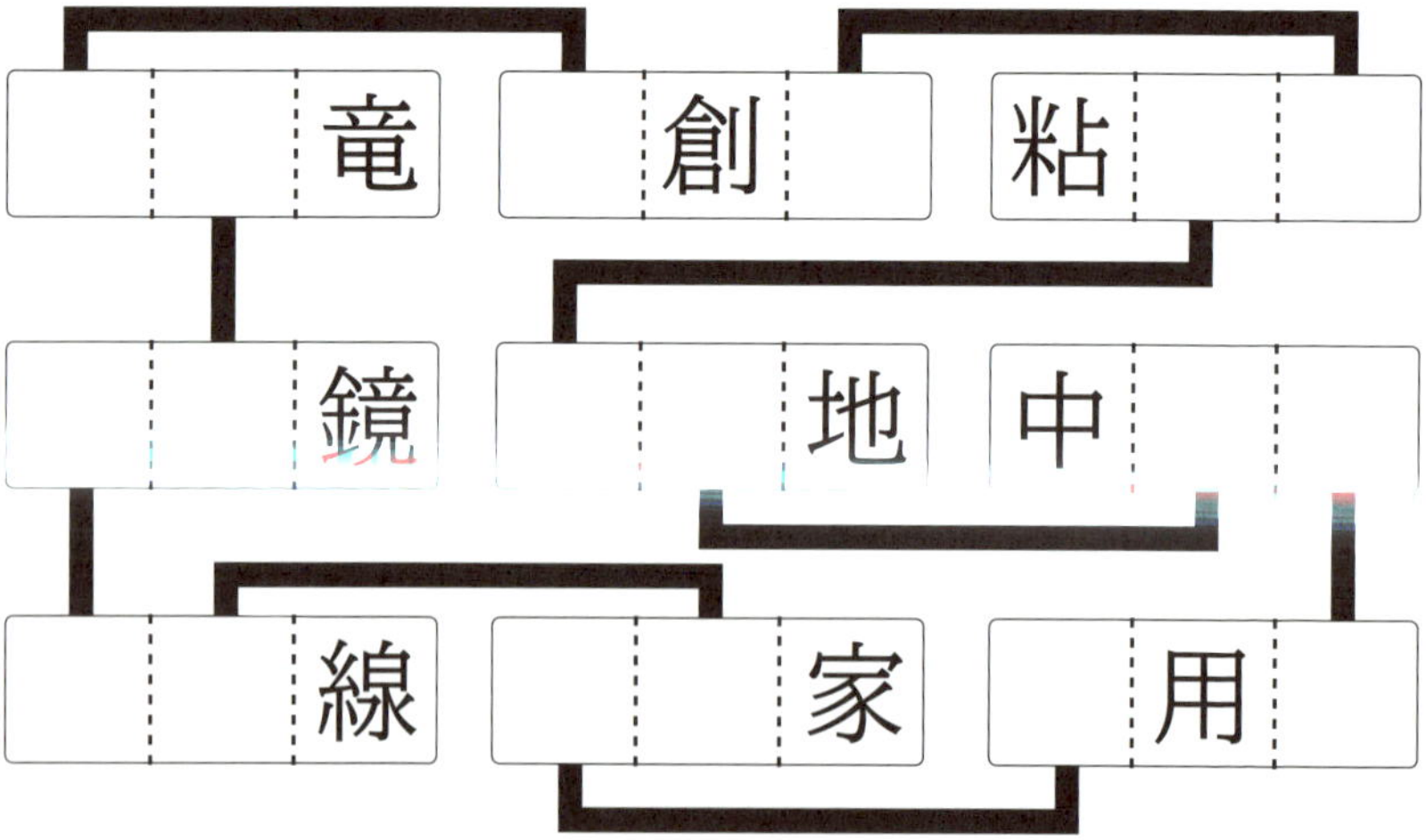


332ページの答え　①よくあつ　②あまぐも　③しつど　④からす　⑤いこう　⑥不可欠　⑦宣誓　⑧孤立　⑨復活　⑩生返事

脳チャレの答え　①対症療法

基礎トレ

# 333日目

学習日 月 日

最後のぞろ目です

目標 1分

かかった時間 分 秒

正答数 / 10

――線は読みがなを、□には漢字を書きましょう。

① 国家機密が漏洩《ろうえい》した。（　）

② ここは有名な画家の工房だ。（　）

③ 研究を回顧録にまとめる。（　）

④ 生真面目な彼らしい文章だ。（　）

⑤ 非礼を詫びる。（　）

⑥ 彼女には□□□《せいりょうかん》がある。

⑦ □□《じょうじ》五名が待機する。

⑧ □《またた》く間に水が流れ込んだ。

⑨ □《いも》をふかす。

⑩ □□□《えんかくち》から操縦する。

脳チャレ!

「結納」の読みは、①ゆいのう ②けつのうのどちら？

333ページの答え ①とうこん ②つや ③さくげん ④てのひら ⑤きょうふう ⑥空前絶後 ⑦拠点 ⑧決済 ⑨筆 ⑩優美

脳チャレの答え ①カタツムリ

ヨガをしてみませんか？

学習日　月　日

目標　1分

かかった時間　分　秒

正答数　／8

ここに並ぶ二字熟語は異なる読み方ができます。言葉の意味をヒントにして、その読み方を2つずつひらがなで書いてください。

# 大事

①（　　）重大な出来事。大きな影響を与える事件。

②（　　）大がかりな仕事。大規模な計画。大変な結果。心配な事態。

# 強力

③（　　）力や作用が強いこと。「運動を—に推進する」。

④（　　）力が強いこと。また、そういう人や、そのさま。

# 川柳

⑤（　　）人生の機微や世相・風俗をこっけいに、また風刺的に描写する短詩。

⑥（　　）川のほとりにある柳。ふつうネコヤナギをいう。

# 大勢

⑦（　　）多くの人。多人数。反対語は小勢（こぜい）。

⑧（　　）物事の一般的な傾向。大体の状況。大きな権勢。強い勢力。

アドバイス

学んだことをアウトプットし続けていくことが大切です。

334ページの答え

| | | |
|---|---|---|
| 独眼竜 | 独創力 | 粘着力 |
| 双眼鏡 | 着心地 | 中心点 |
| 双曲線 | 作曲家 | 作用点 |

基礎トレ

# 335日目

わからない問題は調べてみましょう

学習日　月　日

目標 1分

かかった時間　分　秒

正答数　／10

――線は読みがなを、□には漢字を書きましょう。

① 銀行の破綻で不安が広がる。（　　）

② 彼を委員長に推挙する。（　　）

③ 突然霊感が働いた。（　　）

④ 港湾を整備する。（　　）

⑤ 公聴会で意見を陳述する。（　　）

⑥ 友との別れが□□《なごり》惜しい。

⑦ 証明書を□□《じゅよ》された。

⑧ 自分の□□《つごう》を優先する。

⑨ □□□□《こうしこんどう》では困る。

⑩ □□《こんいろ》のスーツを着る。

脳チャレ！

「鱸」の読みは、①すずき ②かますのどちら？

335ページの答え　①きみつ　②こうぼう　③かいころく　④きまじめ　⑤ひれい　⑥清涼感　⑦常時　⑧瞬　⑨芋　⑩遠隔地

脳チャレの答え　①ゆいのう

音読トレ

336日目

学習日　月　日

ゴールまであと一か月！

目標 2分

かかった時間　分　秒

正答数　/7

次の文章を声に出して読みましょう。
――線は読みがなを、カタカナは漢字を書きましょう。

頭《こうべ》を垂れて聞き入っていた一同は、①黙然として②頷き合いました。微風にうごく③梢の陽蔭《ひかげ》は、幾つもの顔や肩や塚のあたりを陽炎《かげろう》のように④浮遊して、その人々の⑤シカクをもてあそんでおります。

それから、どんな秘命が吉宗の口から出たものでしょうか、やがて、旨を⑥フクんで、「はっ」と立った一同は、黒鍬《くろくわ》の剛兵衛を先にして、春秋百余年の⑦ヒミツをつつむ血塚《ちづか》の地底をあばきかかりました。

吉川英治「江戸三国志」

① ② ③ ④ ⑤ し かく ⑥ ふく ⑦ ひ みつ

336ページの答え　①おおごと　②だいじ　③きょうりょく　④ごうりき　⑤せんりゅう　⑥かわやなぎ　⑦おおぜい　⑧たいせい

基礎トレ

# 337日目

学習日　月　日

運動する習慣もつけましょう

目標 1分

かかった時間　分　秒

正答数　/10

――線は読みがなを、□には漢字を書きましょう。

① 加湿器で喉を保護している。（　　）

② 子どもが砂場で遊ぶ。（　　）

③ 正午を知らせるアラーム。（　　）

④ 暫定的にチャンピオンとなる。（　　）

⑤ 契約を破棄して白紙に戻す。（　　）

⑥ □□《みっちゃく》して取材を行う。

⑦ □□□□《じきゅうじそく》の生活を送る。

⑧ □□《えんか》を大声で歌う。

⑨ 緊急□□《じたい》を収拾《しゅうしゅう》する。

⑩ □□《むねん》の涙を流す。

脳チャレ!

「せ」の元になった漢字は、①背　②世のどちら?

337ページの答え
①はたん　②すいきょ　③れいかん　④こうわん　⑤ちんじゅつ
⑥名残　⑦授与　⑧都合　⑨公私混同　⑩紺色



脳チャレの答え　①すずき

基礎トレ

# 338日目

学習日 月 日

脳トレ！ 脳トレ！

目標 1分

かかった時間 分 秒

正答数 / 10

――線は読みがなを、□には漢字を書きましょう。

① 水筒のお茶を零す。（　）

② 下水道を埋設する。（　）

③ 当時では高価な品物だった。（　）

④ だてや酔狂で言うのではない。（　）

⑤ 聴衆が立ち上がり喝采《かっさい》する。（　）

⑥ 指定された［ざせき］につく。

⑦ ［らくたん］して座り込んだ。

⑧ ［さむらい］の精神を学ぶ。

⑨ ［あいちゃく］のある時計を手放す。

⑩ 強い光で［いんえい］をつける。

脳チャレ！ ①後で後悔する ②後悔する、正しいのはどちら？

338ページの答え ①もくぜん ②うなずき ③こずえ ④ふゆう ⑤視覚 ⑥含 ⑦秘密

音読トレ

# 339日目

ここまできたら怖いものはありません

学習日　月　日

目標 2分

かかった時間　分　秒

正答数　/7

次の文章を声に出して読みましょう。
――線は読みがなを、カタカナは漢字を書きましょう。

地蔵様が①ホしいと云ったら、甲州《こうしゅう》街道の植木なぞ扱う男が、荷車にのせて来て庭の三本松の蔭に南向きに②据えてくれた。八王子の在、高尾山下浅川《あさかわ》附近の古い③由緒ある農家の墓地から買って来た六地蔵の一体だと云う。眼を④ハンガンに開いて、⑤合掌してござる。近頃出来の頭の小さい⑥ケイハクな地蔵に比すれば、頭が余程大きく、曲眉豊頬《きょくびほうきょう》ゆったりとした柔和《にゅうわ》の相好《そうごう》、少しも近代生活の齷齪《あくせく》したさまがなく、⑦ダイブふるいものと見えて日苔《ひごけ》が真白について居る。

徳冨蘆花「地蔵尊」

① ほ

② 

③ 

④ はん がん

⑤ 

⑥ けい はく

⑦ だい ぶ

339ページの答え
①かしつき　②すなば　③しょうご　④ざんていてき　⑤はき
⑥密着　⑦自給自足　⑧演歌　⑨事態　⑩無念



脳チャレの答え　②世

基礎トレ

# 340日目

学習日　月　日

お気に入りの音楽をかけながら

目標 1分

かかった時間　分　秒

正答数　/10

——線は読みがなを、□には漢字を書きましょう。

① 悔恨の情が押し寄せる。（　　）

② 明らかに彼は動揺している。（　　）

③ 抑揚をつけて話す。（　　）

④ 工場建設に適当な土地を探す。（　　）

⑤ 他人の空似である。（　　）

⑥ □《さい》□《せん》□《たん》の研究に携わる。

⑦ 二十歳で□《とう》□《かく》を現した。

⑧ □《おう》□《ふく》で一時間かかる。

⑨ □《はん》□《そで》のティーシャツを着る。

⑩ □《く》□《よう》のために仏花を買った。

脳チャレ!
「甲虫」の読みは、①クワガタムシ ②カブトムシのどちら？

340ページの答え
①こぼす ②まいせつ ③とうじ ④すいきょう ⑤ちょうしゅう
⑥座席 ⑦落胆 ⑧侍 ⑨愛着 ⑩陰影

脳チャレの答え ②後悔する

基礎トレ

# 341日目

テンポよく問題を解きましょう

学習日　□月　□日

目標 1分

かかった時間　分　秒

正答数　/ 10

——線は読みがなを、□には漢字を書きましょう。

① 怠慢な態度を厳しく叱る。（　　）

② 葉陰の間から光が漏れる。（　　）

③ 憂国の情を感じる。（　　）

④ ヘリが墜落する。（　　）

⑤ 寝不足で欠伸が出る。（　　）

⑥ □《たて》に線を引く。

⑦ □《はん》□《しん》□《はん》□《ぎ》で迷う。

⑧ 高カロリーの飼料で豚が□《こ》える。

⑨ きっぱりと□《あきら》める。

⑩ あこがれの□《せん》□《ぱい》に告白する。

脳チャレ!

「オ」の元になった漢字は、①尾　②於のどちら?

341ページの答え　①欲　②すえて　③ゆいしょ　④半眼　⑤がっしょう　⑥軽薄　⑦大分

言葉トレ

# 342日目

苦手意識をなくそう！

学習日
月
日

目標 2分

かかった時間
分 秒

正答数
/8

漢字は「魚介類の名前」です。「候補」から読みがなを選んで書きましょう。

① 太刀魚（　　）
② 鰈（　　）
③ 鮟鱇（　　）
④ 海胆（　　）
⑤ 翻車魚（　　）
⑥ 栄螺（　　）
⑦ 鮎魚女（　　）
⑧ 海鼠（　　）

**候補**

うに・まんぼう・たちうお・かれい・あいなめ・さざえ・なまこ・あんこう

脳チャレ！

「遊説」の読みは、①ゆうぜつ ②ゆうぜいのどちら？

342ページの答え　①かいこん　②どうよう　③よくよう　④てきとう　⑤そらに　⑥最先端　⑦頭角　⑧往復　⑨半袖　⑩供養

脳チャレの答え　②カブトムシ

基礎トレ

# 343日目

学習日　月　日

目指せ！　脳トレの達人！

目標 1分

かかった時間　分　秒

正答数　／10

——線は読みがなを、□には漢字を書きましょう。

① 行路《こうろ》の安穏を祈る。（　）

② 後悔しても仕方ない。（　）

③ 意気揚揚と引き上げる。（　）

④ 塾で学習する。（　）

⑤ 前人未到の大記録だ。（　）

⑥ 実力を□□《かしん》する。

⑦ □□《きゅうせき》を訪ねる。

⑧ 香辛料として□□《ちんちょう》される。

⑨ □□□□《ふみんふきゅう》で働く。

⑩ 門閥《もんばつ》を以て職務を□□《せしゅう》した。

脳チャレ！

くす玉の「くす」の語源は、①薬　②愚図のどちら？

343ページの答え　①たいまん　②もれる　③ゆうこく　④ついらく　⑤あくび　⑥縦　⑦半信半疑　⑧肥　⑨諦　⑩先輩



脳チャレの答え　②於（於の左側部分）

学習日　月　日

あきらめたらだめですよ

目標 1分

かかった時間　分　秒

正答数　/10

――線は読みがなを、□には漢字を書きましょう。

①　特殊な部品を取り寄せた。（　　　）

②　余剰な農作物を海外に送る。（　　　）

③　その案件は容易ではない。（　　　）

④　嘘をついて墓穴を掘った。（　　　）

⑤　均衡を保って争いを避けた。（　　　）

⑥　先生からの□《しゅく》□《じ》を受ける。

⑦　味噌が□《じゅく》□《せい》する。

⑧　先駆者の□《き》□《がい》を示す。

⑨　□《にっ》□《しん》□《げっ》□《ぽ》の技術力。

⑩　技術を□《けい》□《しょう》する。

脳チャレ！

「え」の元になった漢字は、①衣　②江のどちら？

344ページの答え　①たちうお　②かれい　③あんこう　④うに　⑤まんぼう　⑥さざえ　⑦あいなめ　⑧なまこ

脳チャレの答え　②ゆうぜい

言葉トレ

# 345日目

学習日 月 日

明日もいいことがありますように

目標 1分

かかった時間 分 秒

正答数 /8

日本でよく使われるカタカナ語を、日本語に直すとどんな言葉になるでしょうか。「候補」から選んで、漢字で書きましょう。

① 部下へのハラスメントを慎む。（　　　）
② アイテムの多い洋服店。（　　　）
③ オプションで遊覧船観光を追加。（　　　）
④ 彼女の装いはセレブレティ。（　　　）
⑤ プロモーションで著者来店。（　　　）
⑥ コストを切り詰めて利益拡大。（　　　）
⑦ バリューが最大の人気商品。（　　　）
⑧ コンビニエンスな店。（　　　）

**候補**

じゆうせんたく・しなもの・ひよう・かち・べんり・ちょめいじん・はんばいそくしん・いや（がらせ）

**脳チャレ!**

正しいのはどちら？ ①社交辞令 ②社交辞礼、

345ページの答え ①あんのん ②こうかい ③いきようよう ④じゅく ⑤ぜんじんみとう ⑥過信 ⑦旧跡 ⑧珍重 ⑨不眠不休 ⑩世襲



脳チャレの答え ①薬

音読トレ

346日目

頑張れ！あとすこしです！

学習日　月　日

目標　2分

かかった時間　分　秒

正答数　/7

次の文章を声に出して読みましょう。
――線は読みがなを、カタカナは漢字を書きましょう。

その間に①来賓の②挨拶が始まり、長談義で有名な某博士、一言居士《いちげんこじ》の某議員と、胸の悪くなるような③褒め言葉や、形容沢山《たくさん》のお祝の言葉が、主人熊谷三郎兵衛《くまがいさぶろうべえ》に④捧げられるのですが、肝甚《かんじん》の三郎兵衛はそれどころでは無いらしく、来賓の祝辞を⑤空耳に走らせて、秘書の本田大助を⑥ヨんで、何やら言葉せわしく申付け、娘の奈々子とその友人の美保子を別室に去らせ、早々宴を閉じて、元の広間に客を⑦ミチビきました。

野村胡堂「笑う悪魔」

①　②　③　④　⑤　⑥（　）よ　⑦（　）みちび

346ページの答え　①とくしゅ　②よじょう　③ようい　④ぼけつ　⑤きんこう　⑥祝辞　⑦熟成　⑧気概　⑨日進月歩　⑩継承

脳チャレの答え　①衣

今までやってきたことを振り返りましょう

学習日　月　日

目標 1分
かかった時間　分　秒
正答数　/ 10

――線は読みがなを、□には漢字を書きましょう。

① なごやかに談話する。（　　）
② 合格の吉報が届いた。（　　）
③ 彼の研究心には敬服する。（　　）
④ 社内の内紛に巻き込まれる。（　　）
⑤ 発言を撤回する。（　　）

⑥ □□《じゅくれん》した技能がある。
⑦ 練習を重ねて□□《じょうたつ》する。
⑧ □《しゅん》の食材を食べる。
⑨ 欠席者は□□《かいむ》だった。
⑩ □□□□《たんとうちょくにゅう》に話す。

脳チャレ!
「蟷螂」の読みは、①カマキリ　②バッタのどちら?

347ページの答え　①嫌（がらせ）　②品物　③自由選択　④著名人　⑤販売促進　⑥費用　⑦価値　⑧便利



脳チャレの答え　①社交辞令

基礎トレ

# 348日目

学習日　月　日

新鮮な空気を吸いましょう

目標 1分

かかった時間　分　秒

正答数　/10

——線は読みがなを、□には漢字を書きましょう。

① 近所の人に会釈する。（　　）

② 解釈の違いを説明する。（　　）

③ 読書が主な余暇の過ごし方だ。（　　）

④ 小豆を入れてもち米を炊いた。（　　）

⑤ 使わなかったお金を預金した。（　　）

⑥ □《とっ》□《しゅつ》した才能の持ち主だ。

⑦ 熱烈な□《れん》□《あい》をする。

⑧ 今年は□《やく》□《どし》だ。

⑨ □《せん》□《きゃく》□《ばん》□《らい》で大繁盛。

⑩ □《す》を使った健康食品を買う。

脳チャレ!

「ヨ」の元になった漢字は、①代 ②与のどちら?

348ページの答え ①らいひん ②あいさつ ③ほめことば ④ささ ⑤そらみみ ⑥呼 ⑦導

パズル

# 349日目

学習日　　月　　日

パズルももう余裕ですね

目標 3分

かかった時間　　分　　秒

「候補」の漢字をマスに当てはめて、熟語が重なりつながるクロスワードを作ってください。

**候補**

異 会 学 潟 教
草 県 縮 人 説
体 大 天 同 文
陸 話

| | | | | | | | |
|---|---|---|---|---|---|---|---|
| | 事 | | 動 | ■ | | 窓 | 会 |
| 類 | ■ | 邦 | ■ | | 格 | ■ | |
| ■ | 新 | 人 | | 育 | ■ | | 文 |
| 干 | | ■ | 室 | ■ | | 地 | ■ |
| ■ | | 内 | ■ | 独 | | ■ | 都 |
| 小 | ■ | | 軍 | ■ | 生 | 徒 | |
| 論 | | ■ | | 図 | ■ | 然 | ■ |
| | 明 | 開 | 化 | ■ | 枕 | | 子 |

脳チャレ!
「漸く」の読みは、①ようやく ②しばらくのどちら?

349ページの答え ①だんわ ②きっぽう ③けいふく ④ないふん ⑤てっかい ⑥熟練 ⑦上達 ⑧旬 ⑨皆無 ⑩単刀直入

脳チャレの答え ①カマキリ

基礎トレ

# 350日目

学習日　月　日

脳チャレもやっていますか?

目標 30秒

かかった時間　分　秒

正答数　/10

——線は読みがなを、□には漢字を書きましょう。

① 挫折から立ち直った。（　　）

② 福祉の勉強をしている。（　　）

③ 紛失した財布が見つかった。（　　）

④ 笑顔がかわいい花嫁。（　　）

⑤ 注意を喚起する。（　　）

⑥ □□□《しがいせん》を避けて歩く。

⑦ □□《ししつ》の多い食品だ。

⑧ □□《おんこう》な性格の新郎。

⑨ □□《ちょうじゅ》を願う。

⑩ 歌舞伎の□□《でんとう》を守る。

脳チャレ!
①無暴　②無謀、正しいのはどちら?

350ページの答え　①えしゃく　②かいしゃく　③よか　④あずき　⑤よきん　⑥突出　⑦恋愛　⑧厄年　⑨千客万来　⑩酢

脳チャレの答え　②与

言葉トレ

# 351日目

学習日　月　日

漢字を愛しましょう

目標 1分

かかった時間　分　秒

正答数　／4

違う言葉なのに意味がほぼ同じ言葉の関係を「同義語」といいます。「候補」の漢字をマスに当てはめて、「同義語」になるようにしてください。「候補」には、使わない漢字一字が混ざっています。

**候補**

点　平　運
進　有　達
名　命　不

① 著□□ ≒ □□名
世間に名が知られていること。

② 宿□□ ≒ □□命
生まれる前の世から定まっている人間の宿運。

③ 不□□ ≒ □□服
納得できず不満であること。

④ 発□□ ≒ □□歩
機能が高度に発揮されるようになること。

脳チャレ!
「鮑」の読みは、①うつぼ　②あわびのどちら?

351ページの答え

| | | | | | | | |
|---|---|---|---|---|---|---|---|
| 人 | 事 | 異 | 動 | ■ | 同 | 窓 | 会 |
| 類 | ■ | 邦 | ■ | 体 | 格 | ■ | 話 |
| ■ | 新 | 人 | 教 | 育 | ■ | 天 | 文 |
| 干 | 潟 | ■ | 室 | ■ | 大 | 地 | ■ |
| ■ | 県 | 内 | ■ | 独 | 学 | ■ | 都 |
| 小 | ■ | 陸 | 軍 | ■ | 生 | 徒 | 会 |
| 論 | 説 | ■ | 縮 | 図 | ■ | 然 | ■ |
| 文 | 明 | 開 | 化 | ■ | 枕 | 草 | 子 |

脳チャレの答え　①ようやく

基礎トレ

# 352日目

今日のニュースを見てみましょう

学習日 月 日

目標 1分

かかった時間 分 秒

正答数 / 10

——線は読みがなを、□には漢字を書きましょう。

① この地には金塊が埋まっている。（　　）

② 請求書に詳細を記す。（　　）

③ 闇の中を凝視する。（　　）

④ 短時間の休息をとる。（　　）

⑤ 熊の彫刻を買った。（　　）

⑥ □《ふん》□《きざ》みのスケジュール。

⑦ 新築の□《こう》□《そう》を練る。

⑧ 彼らは□《けん》□《えん》の仲だ。

⑨ 孤児になり世の□《しん》□《さん》をなめた。

⑩ 轟音《ごうおん》が□《せい》□《じゃく》を破る。

脳チャレ！

「け」の元になった漢字は、①毛 ②計のどちら？

352ページの答え ①ざせつ ②ふくし ③ふんしつ ④はなよめ ⑤かんき ⑥紫外線 ⑦脂質 ⑧温厚 ⑨長寿 ⑩伝統

脳チャレの答え ②無謀

言葉トレ

# 353日目

消去法で解いてみよう

学習日　月　日

目標 2分

かかった時間　分　秒

正答数　／8

漢字は「植物の名前」です。「候補」から読みがなを選んで書きましょう。

① 芍薬（　　）
② 百日紅（　　）
③ 薔薇（　　）
④ 蒲公英（　　）

⑤ 撫子（　　）
⑥ 金木犀（　　）
⑦ 梔子（　　）
⑧ 山茶花（　　）

**候補**

ばら・たんぽぽ・さるすべり・さざんか・
なでしこ・きんもくせい・くちなし・しゃくやく

脳チャレ！

①絶対絶命　②絶体絶命、
正しいのはどちら？

353ページの答え　①著名≒有名　②宿命≒運命　③不平≒不服　④発達≒進歩



脳チャレの答え　②あわび

基礎トレ

# 354日目

学習日　　月　　日

ついにここまできました！

目標 1分

かかった時間　　分　　秒

正答数　　/10

——線は読みがなを、□には漢字を書きましょう。

① 追憶にふける。（　　）

② 具体的でわかりやすい。（　　）

③ 民衆の支持を得る。（　　）

④ 時間の推移で流行は変わる。（　　）

⑤ バイクが故障した。（　　）

⑥ 大手企業の□□《さんか》に入る。

⑦ □□《おうとつ》の多い道路。

⑧ □□《へんきゃく》の期限が迫っている。

⑨ □《ゆか》を布で磨く。

⑩ 犬の□□《きゅうかく》だけが頼りだ。

脳チャレ！

「蜘蛛」の読みは、①サソリ　②クモのどちら？

354ページの答え　①きんかい　②せいきゅうしょ　③ぎょうし　④きゅうそく　⑤ちょうこく　⑥分刻　⑦構想　⑧犬猿　⑨辛酸　⑩静寂

脳チャレの答え　②計

学習日　月　日

脳にいいこと大好き

目標 30秒

かかった時間　分　秒

正答数　/10

――線は読みがなを、□には漢字を書きましょう。

① 自業自得の結果。（　）

② 勝負事に熱中する。（　）

③ 人質《ひとじち》の女性が釈放された。（　）

④ 彼は球界の異端児だ。（　）

⑤ スカートの丈を短くする。（　）

⑥ □□《ちんれつ》ケースから取り出す。

⑦ 両親を□□《ふよう》する。

⑧ 独自の理論を□□《じっせん》する。

⑨ 難病を□□《こくふく》した。

⑩ □《しも》が降りる寒い朝だ。

脳チャレ！

「礼賛」の読みは、①れいさん　②らいさんのどちら？

355ページの答え　①しゃくやく　②さるすべり　③ばら　④たんぽぽ　⑤なでしこ　⑥きんもくせい　⑦くちなし　⑧さざんか



脳チャレの答え　②絶体絶命

音読トレ

# 356日目

次の文章を声に出して読みましょう。
——線は読みがなを、カタカナは漢字を書きましょう。

どんどんどんどん汽車は①ハシって行きました。室中《へやぢゅう》のひとたちは②ハンブンうしろの方へ③タオれるようになりながら腰掛《こしかけ》にしっかりしがみついていました。ジョバンニは思わずカムパネルラとわらいました。もうそして④天の川は汽車のすぐ横手《よこて》をいままでよほど⑤ハゲしく流《なが》れて来たらしく、ときどきちらちら光ってながれているのでした。うすあかい⑥河原なでしこの花があちこち⑦サいていました。

宮沢賢治「銀河鉄道の夜」

ゴールが近づいています！

学習日　月　日

目標 2分

かかった時間　分　秒

正答数　/7

①（　）はし
②（　）はん ぶん
③（　）たお
④（　　）
⑤（　）はげ
⑥（　　）
⑦（　）さ

356ページの答え　①ついおく　②ぐたいてき　③しじ　④すいい　⑤こしょう　⑥傘下　⑦凹凸　⑧返却　⑨床　⑩嗅覚

脳チャレの答え　②クモ

基礎トレ

# 357日目

書き間違いに気をつけましょう

学習日　月　日

目標 1分

かかった時間　分　秒

正答数　/ 10

——線は読みがなを、□には漢字を書きましょう。

① がん細胞が消滅した。（　　）

② 粗野な振る舞いで嫌われた。（　　）

③ 早く報告した方が賢明だ。（　　）

④ 動物を虐待してはいけない。（　　）

⑤ 上司の承諾を得た。（　　）

⑥ □《さ》□《ぎょう》の手順を確認する。

⑦ □《つる》が来る湖。

⑧ □《じょう》□《しき》□《てき》に考える。

⑨ 必要な資材を□《こう》□《にゅう》する。

⑩ □《りょう》□《ど》の返還を話し合う。

脳チャレ！

野次馬の語源は、①役立たずのおやじ馬 ②無駄に鳴く馬のどちら？

357ページの答え　①じごうじとく　②ねっちゅう　③しゃくほう　④いたんじ　⑤たけ　⑥陳列　⑦扶養　⑧実践　⑨克服　⑩霜



脳チャレの答え　②らいさん

学習日　月　日
目標　1分
かかった時間　分　秒
正答数　/10

青魚に含まれるDHAは脳にとてもいいです

――線は読みがなを、□には漢字を書きましょう。

①緊迫感を持って試合に臨む。（　）
②電柱に衝突する。（　）
③写真が満載のアイドル雑誌。（　）
④栄枯盛衰は世の習いだ。（　）
⑤抽象的な絵画の解説を読む。（　）

⑥大学を□□《ゆうち》する。
⑦□□《おうへい》な態度を反省する。
⑧□《どろ》が付いた長靴。
⑨□□《かかん》に攻めて形勢逆転した。
⑩□□《どんよく》に知識を吸収する。

脳チャレ！
「ゐ（い）」の元になった漢字は、①医　②為のどちら？

358ページの答え　①走　②半分　③倒　④あまのがわ　⑤激　⑥かわら　⑦咲

パズル
# 359日目

学習日　月　日

残り1週間!

目標 1分

かかった時間　分　秒

矢印の方向に読むと二字熟語ができるように、中央のマスに漢字を当てはめてください。当てはめた漢字で二字熟語を考えて、下にあるマスに書いてみましょう。

|  | |  | |  |
|---|---|---|---|---|
| 焼 | ↘ | | ↗ | 薄 |
| 朱 | → | □ | → | 汁 |
| 皮 | ↗ | | ↘ | 食 |

|  | |  | |  |
|---|---|---|---|---|
| 絵 | ↘ | | ↗ | 箱 |
| 土 | → | □ | → | 順 |
| 毛 | ↗ | | ↘ | 跡 |

二字熟語 □□

パズル
# 360日目

学習日　月　日

気をぬかず走り抜きましょう!

目標 1分

かかった時間　分　秒

ひらがなは漢字の読みです。「候補」の漢字をマスに当てはめて、同じ読みで違う意味になる二字熟語を、2つずつ作ってください。

①
ほう：放□
そう：□装

②
し：支□
きゅう：□急

③
さい：再□
こう：□高

④
かん：観□
しゅう：□習

候補

給 包 考 慣 送 至 最 衆

359ページの答え　①しょうめつ　②そや　③けんめい　④ぎゃくたい　⑤しょうだく　⑥作業　⑦鶴　⑧常識的　⑨購入　⑩領土



脳チャレの答え　①役立たずのおやじ馬

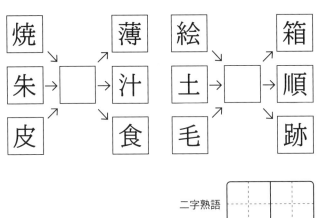

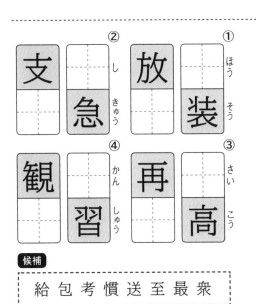

言葉トレ

361日目

メモを取りながら本を読むとさらに脳を使えます

学習日 月 日

目標 3分

かかった時間 分 秒

次の言葉をすべて使って、短文を作りましょう。

① 暴言　怒り　心頭

ヒント 「怒り心頭に達する」は誤りです。

② 新監督　招集　采配

ヒント 「采配をふるう」は誤りです。

脳チャレ！

爪楊枝の「爪」の語源は、①爪の先ほどの小物 ②爪の代用品のどちら？

360ページの答え　①きんぱくかん　②しょうとつ　③まんさい　④えいこせいすい　⑤ちゅうしょうてき　⑥誘致　⑦横柄　⑧泥　⑨果敢　⑩貪欲

脳チャレの答え　②為

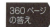

基礎トレ

# 362日目

目標達成のために頑張ることは脳を活性化させます

学習日　月　日

目標 1分

かかった時間　分　秒

正答数　/10

――線は読みがなを、□には漢字を書きましょう。

① 身柄を拘束する。（　　）

② 基礎を固める。（　　）

③ 無人島に漂着する。（　　）

④ 一進一退の攻防が続く。（　　）

⑤ 飛行機で移動する。（　　）

⑥ 東京と香港とでは□□《じさ》がある。

⑦ □□《めいあん》を思いついた。

⑧ 万歳を□《とな》える。

⑨ □□□《いんしょくてん》が並ぶ商店街。

⑩ □□《かいりょう》して安全性が高まった。

脳チャレ!

「蟋蟀」の読みは、①コオロギ　②カマドウマのどちら?

361ページの答え

359日目　肉筆

360日目　①包装／放送　②至急／支給　③最高／再考　④慣習／観衆

基礎トレ

# 363日目

学習日　月　日

よくここまで頑張りました

目標 1分

かかった時間　分　秒

正答数　／10

——線は読みがなを、□には漢字を書きましょう。

① 帆に風を受けて進むヨット。（　　）

② ヨットが転覆する。（　　）

③ 選挙人名簿を閲覧する。（　　）

④ 帆船に乗って湖でクルーズ。（　　）

⑤ 自力で解決する。（　　）

⑥ 上司からの指示を□《でん》□《たつ》する。

⑦ ポストを譲って□《いん》□《きょ》する。

⑧ □《れい》□《こく》な仕打ちを受ける。

⑨ 敵に□《ほう》□《ふく》する。

⑩ 部下をきびしく□□《せき》する。

脳チャレ！

「首相」の読みは、①しゅしょう　②しゅそう　のどちら？

362ページの答え
① 例 優しさが感じられない彼の暴言に、父親は怒り心頭に発した。
② 例 新監督のもと、代表選手が招集され、試合で采配を振った。

脳チャレの答え　②爪の代用品

音読トレ

# 364日目

脳トレの集大成！

学習日　月　日

目標 2分

かかった時間　分　秒

正答数　/7

次の文章を声に出して読みましょう。
——線は読みがなを、カタカナは漢字を書きましょう。

その日は三月三日——いやに①ソコビえがして、いつか雪でも②催しそうな空合だった。が、そのような宵節句《よいぜっく》にお定《き》まりの③テンコウと云うものは、また④ミョウに、人肌や暖《ぬく》もりが恋しくなるものである。まして結綿《ゆいわた》や唐人髷《とうじんまげ》などに⑤結った娘達が、四五人雪洞《ぼんぼり》の下に⑥ツドい寄って、真赤な桜《さくら》炭《ずみ》の上で手と手が⑦寄り添い、玉かんざしや箱せこの垂れが星のように燦《きら》めいている——とでも云えば、その眩《くら》まんばかりの媚《なま》めかしさは、まことに夢の中の花でもあろうか。

小栗虫太郎「絶景万国博覧会」

① そこ　び

②

③ てん　こう

④ みょう

⑤

⑥ つど

⑦

363ページの答え　①こうそく　②きそ　③ひょうちゃく　④いっしんいったい　⑤いどう　⑥時差　⑦名案　⑧唱　⑨飲食店　⑩改良



脳チャレの答え　①コオロギ

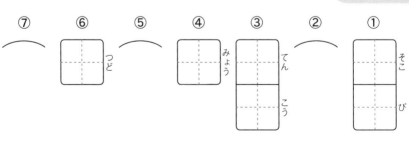

基礎トレ

365日目

学習日 月 日

いよいよ明日ゴールです！

目標 1分

かかった時間 分 秒

正答数 /10

――線は読みがなを、□には漢字を書きましょう。

① 潜水艦で領海を見張る。（　）

② 伸縮が自在のジーンズを買う。（　）

③ 栄養士の免許を取得した。（　）

④ 同年の友と宴会を楽しむ。（　）

⑤ 不吉な予感が的中した。（　）

⑥ 自由を□□《そくばく》する。

⑦ □□《ちょうか》した分の料金を支払う。

⑧ □□《かくう》の物語を読む。

⑨ □□□□《ににんさんきゃく》で成し遂げる。

⑩ □□《くうきょ》な生活が続く。

脳チャレ！

①更年期 ②高年期、正しいのはどちら？

364ページの答え ①ほ ②てんぷく ③えつらん ④はんせん ⑤じりき ⑥伝達 ⑦隠居 ⑧冷酷 ⑨報復 ⑩叱責

脳チャレの答え ①しゅしょう

基礎トレ

# 366日目

ゴール！
おめでとうございます！

学習日　　月　　日

目標　1分

かかった時間　　分　　秒

正答数　　/10

——線は読みがなを、□には漢字を書きましょう。

① 劇団に勧誘される。（　　）

② 砂上の楼閣。（　　）

③ 農作物がよく育つ肥沃な土地。（　　）

④ 鑑定の結果が出た。（　　）

⑤ ブドウの房を包む。（　　）

⑥ □□《けんじつ》な手段を選ぶ。

⑦ □□《ごらく》施設は映画館のみ。

⑧ □□《じゅうだい》な発表がある。

⑨ □□□□《ひんこうほうせい》な好青年だ。

⑩ 山頂からの□□《ちょうぼう》を楽しむ。

脳チャレ！

「鯑」の読みは、①かずのこ　②にしんのどちら？

365ページの答え　①底冷　②もよおし　③天候　④妙　⑤ゆった　⑥集　⑦よりそい

監修者 **篠原菊紀**（しのはら きくのり）

東京大学大学院修了。公立諏訪東京理科大学教授、医療介護・健康工学部門長。応用健康科学、脳科学が専門。日常的な脳活動を調べ、サービス・製品・教材開発に生かしている。NHK「チコちゃんに叱られる!」「子ども科学電話相談」「あさイチ」、フジテレビ「とくダネ! 脳活Johnny」「今夜はナゾトレ」などで脳の働きをわかりやすく解説している。著書・監修本に『高齢ドライバー脳活ドリル』（二見書房）、『もっと! イキイキ脳トレドリル』（NHK出版）、『「すぐにやる脳」に変わる37の習慣』（KADOKAWA）、『ナンプレシリーズ』（永岡書店）、『子どもが勉強好きになる子育て』（フォレスト出版）、『1日1分でもの忘れ予防 毎日脳トレ! 計算ドリル366日』（西東社）など多数あり。

| | |
|---|---|
| 問題制作 | 三輪良孝、オオハラヒデキ |
| デザイン | ワンダフル（丸山智子） |
| DTP | 山崎まさる |
| イラスト | 西谷 久 |
| 校閲 | 西進社 |
| 編集協力 | 大原まゆみ |

**1日《にち》1分《ぶん》でもの忘《わす》れ予防《よぼう》**
**毎日脳《まいにちのう》トレ！ 漢字《かんじ》・言葉《ことば》ドリル366日《にち》**

2019年 5月30日発行 第1版
2021年 7月20日発行 第1版 第6刷

| | |
|---|---|
| 監修者 | 篠原菊紀 |
| 発行者 | 若松和紀 |
| 発行所 | 株式会社 西東社 |

〒113-0034 東京都文京区湯島2-3-13
https://www.seitosha.co.jp/
電話 03-5800-3120（代）

※本書に記載のない内容のご質問や著者等の連絡先につきましては、お答えできかねます。



ISBN 978-4-7916-2824-7